Monika Arndt / Rebecca

Mehr als du denkst

Trauma verstehen und stärker werden

VANDENHOECK & RUPRECHT

Jeder kommt nackt und verletzlich auf die Welt.
Manche Orte, in die wir hineingeboren werden,
sind nicht ideal, nein, sie können sogar fatal sein.

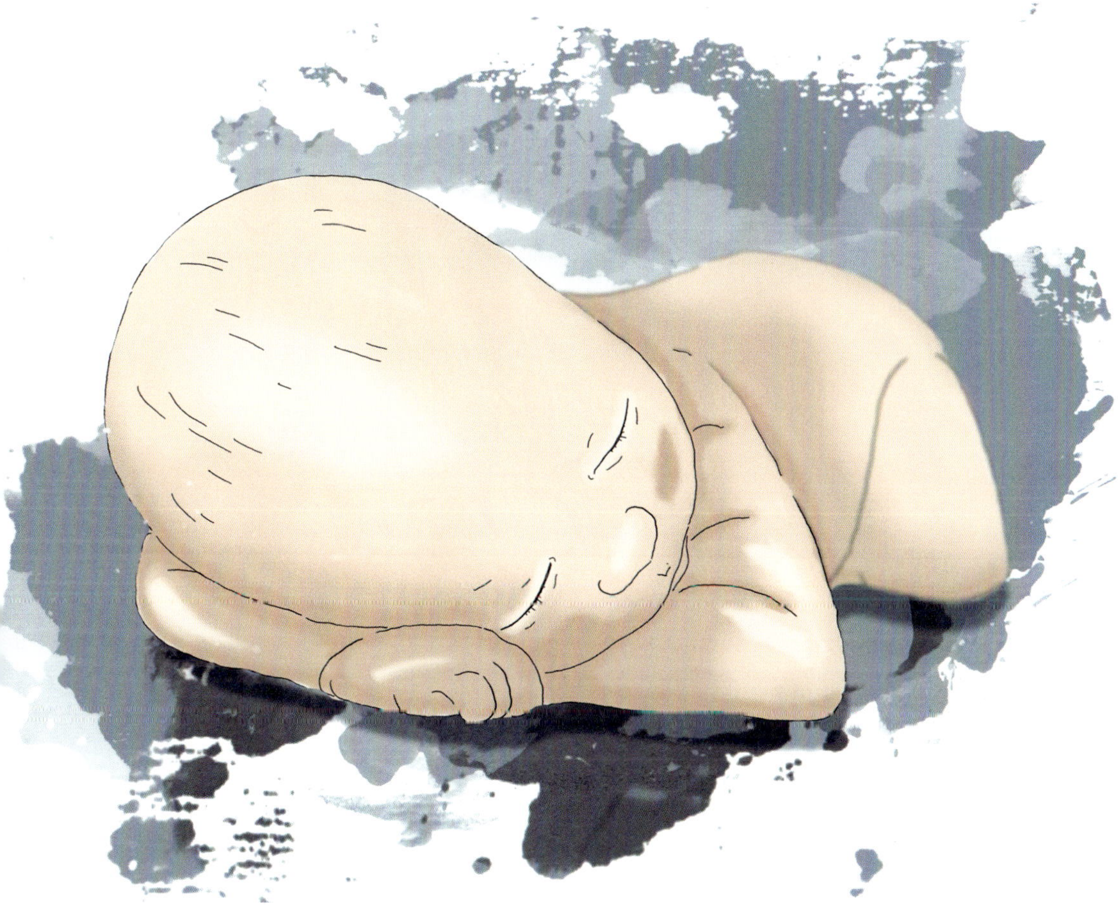

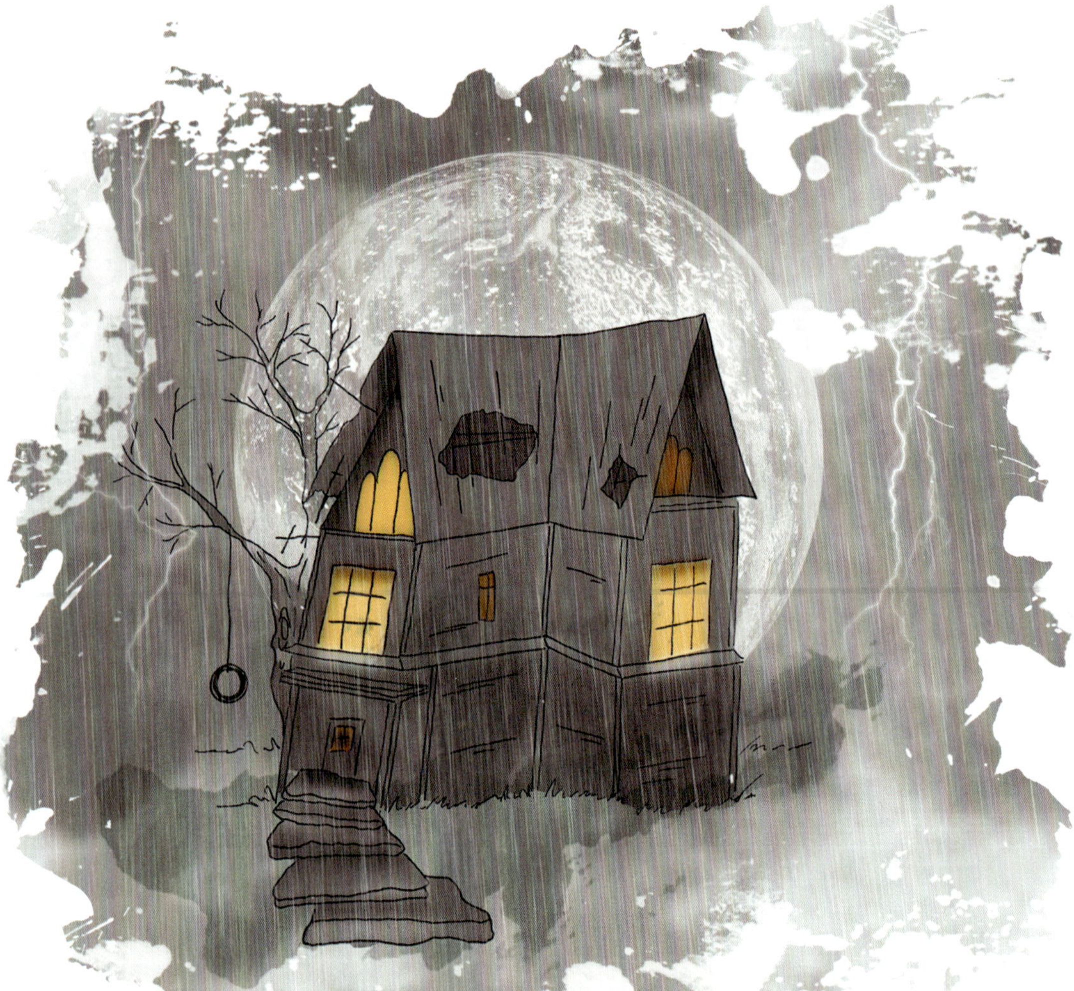

So war mein Ort, in den ich hineingeboren wurde, sehr dunkel und chaotisch. Wenn die Sonne mal kurz hervorkam, schoben sich gleich bedrohliche Wolken davor.

Ausgeliefert … Der Beginn meiner emotionalen Gefangenschaft.

Ich fühlte mich allein und war immer auf der Flucht vor Verletzungen.

Das Herz geht Wege, die nicht immer logisch sind.

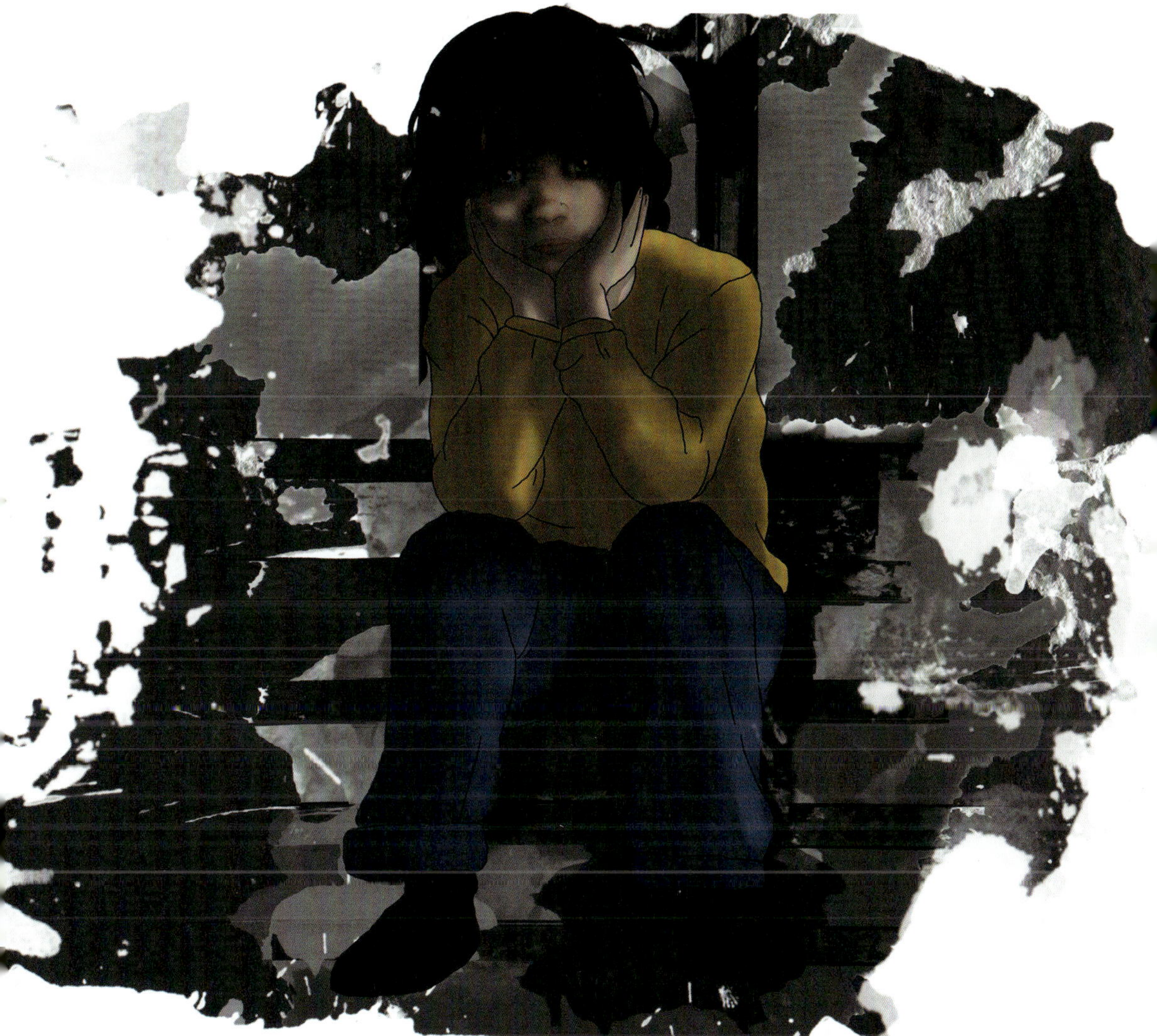

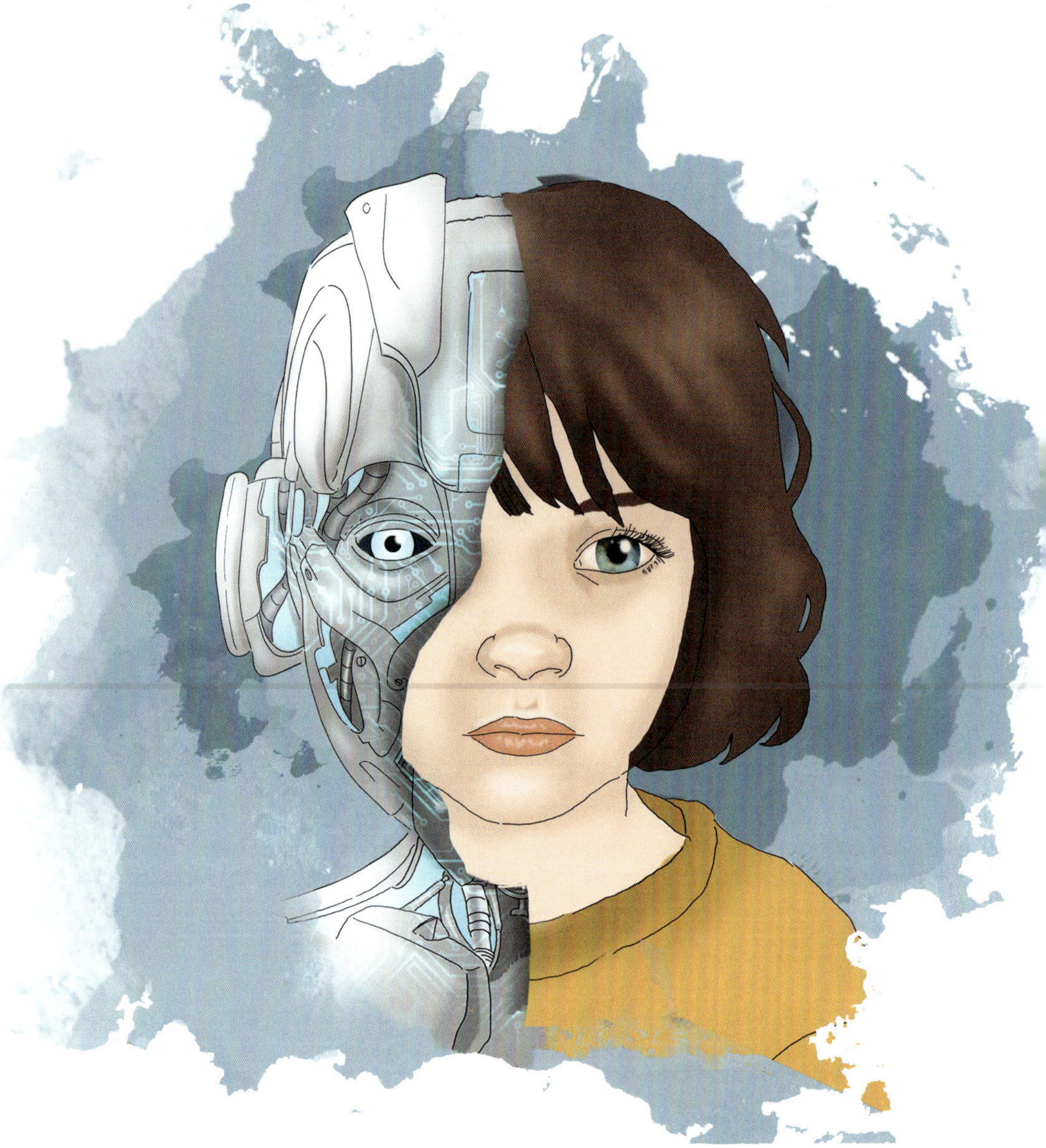

Um mich zu schützen, schlug mein Herz
wie eine Maschine. Kaltes Metall,
was den Körper funktionieren lässt.

Keine Emotionen, nicht lachen, nicht fühlen.
Abgeschirmt und abgeschaltet.

Dadurch lebte ich in einer verkehrten Welt.
Alles, was oben war, war unten und alles,
was unten war, war oben.

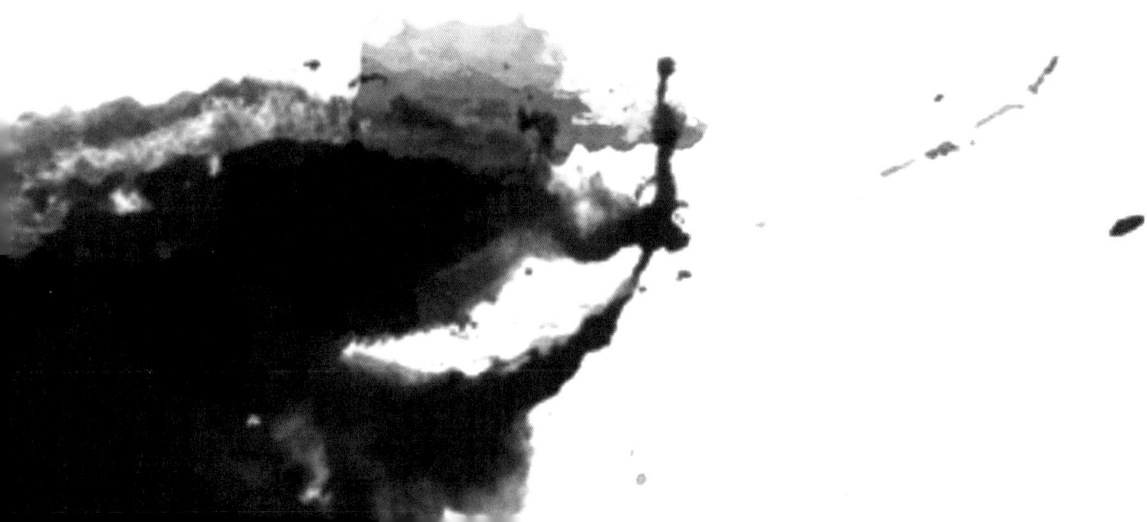

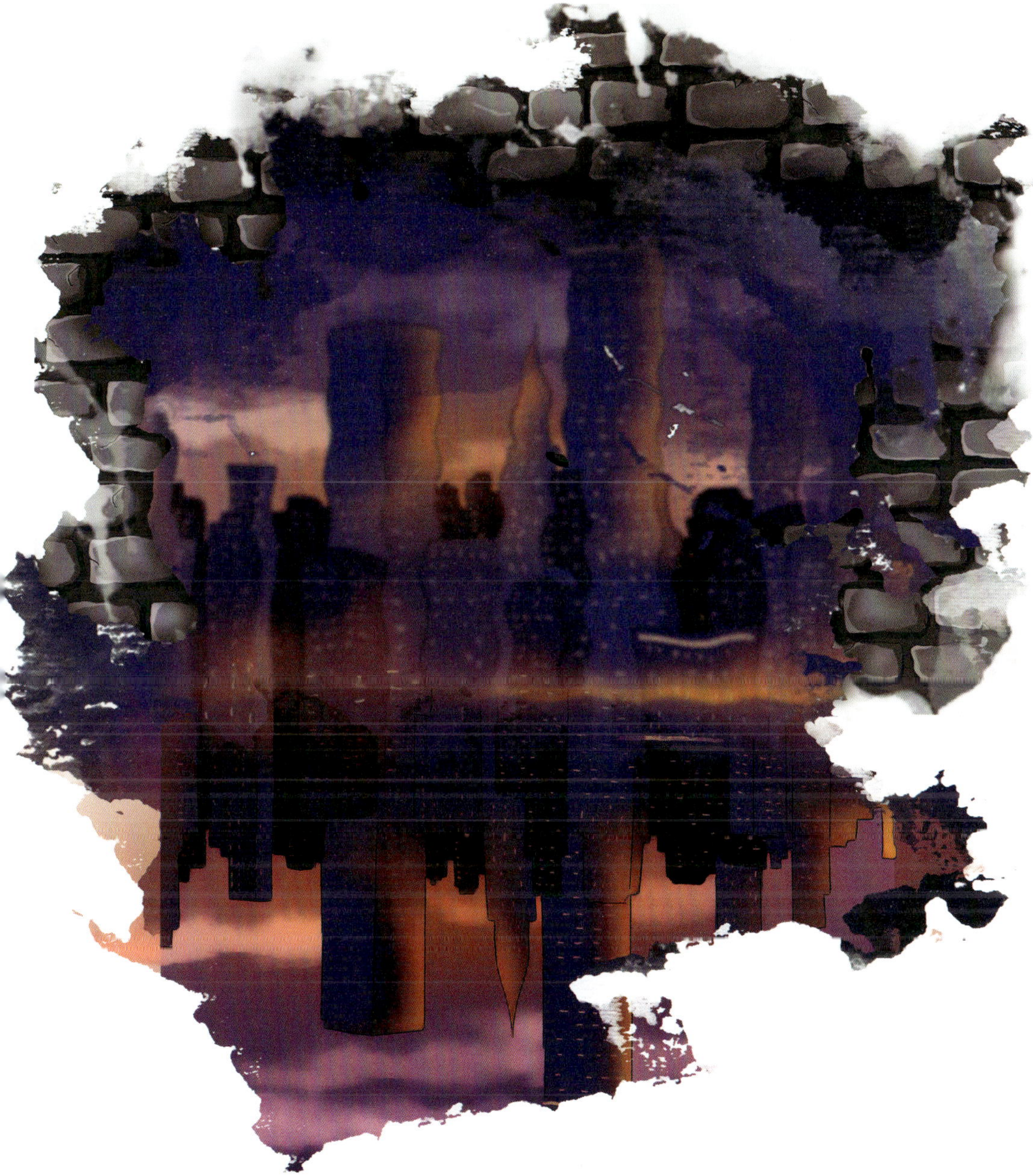

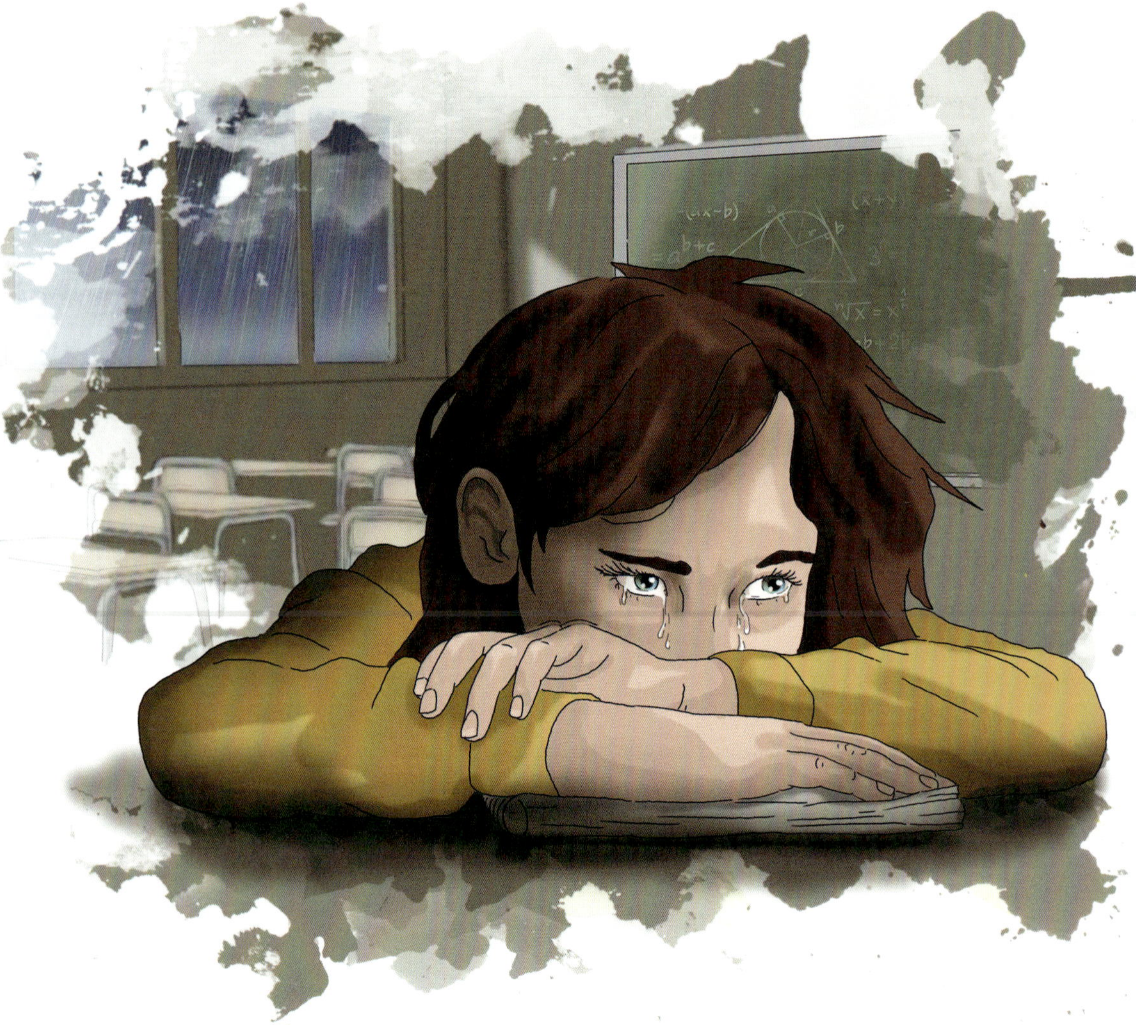

Eine Welt, in die ich nicht hineinzupassen schien
und der ich mich nicht öffnen konnte.

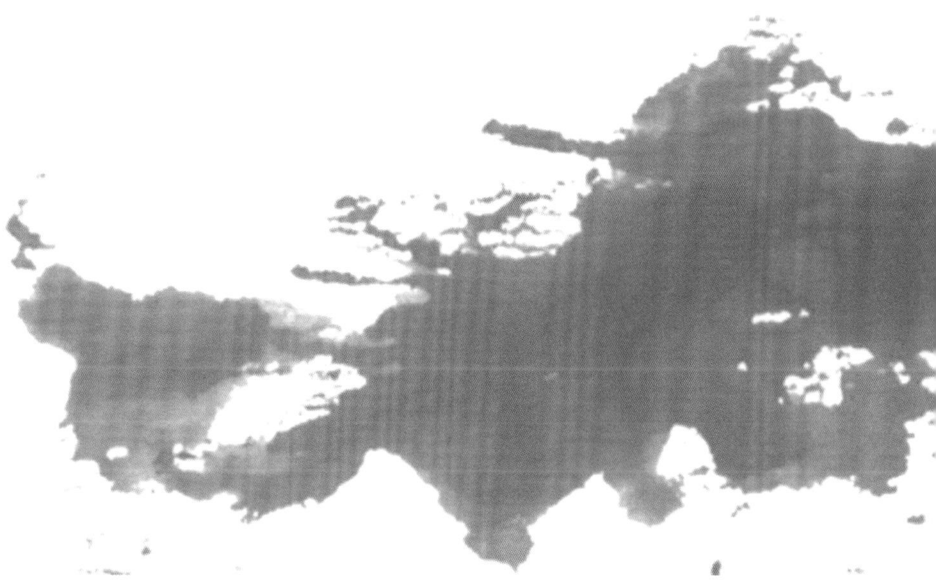

Meine Emotionen schossen immer wieder unkontrolliert und unberechenbar an die Oberfläche – wie ein Wasserball, den man unter Wasser drückt und nicht halten kann.

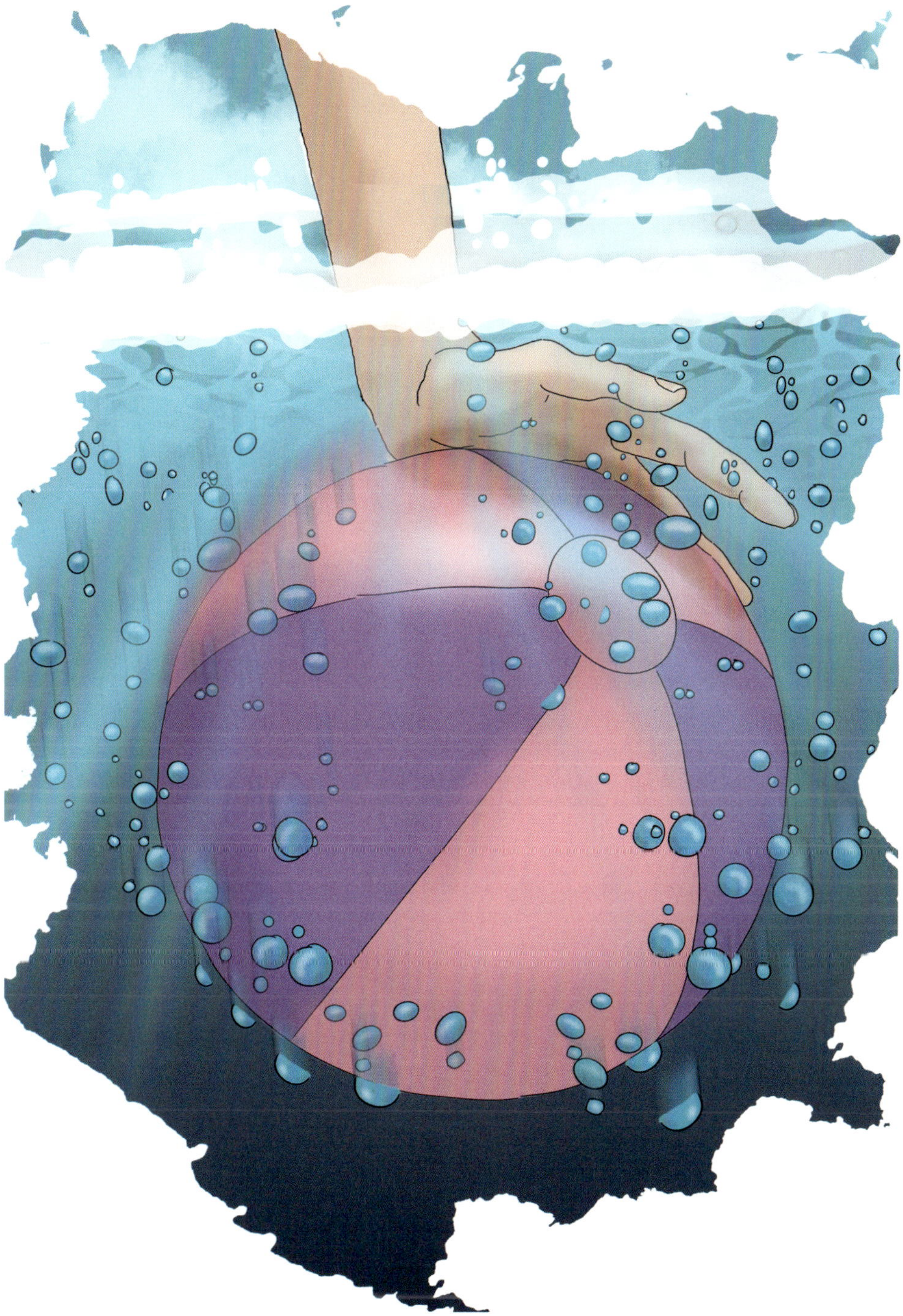

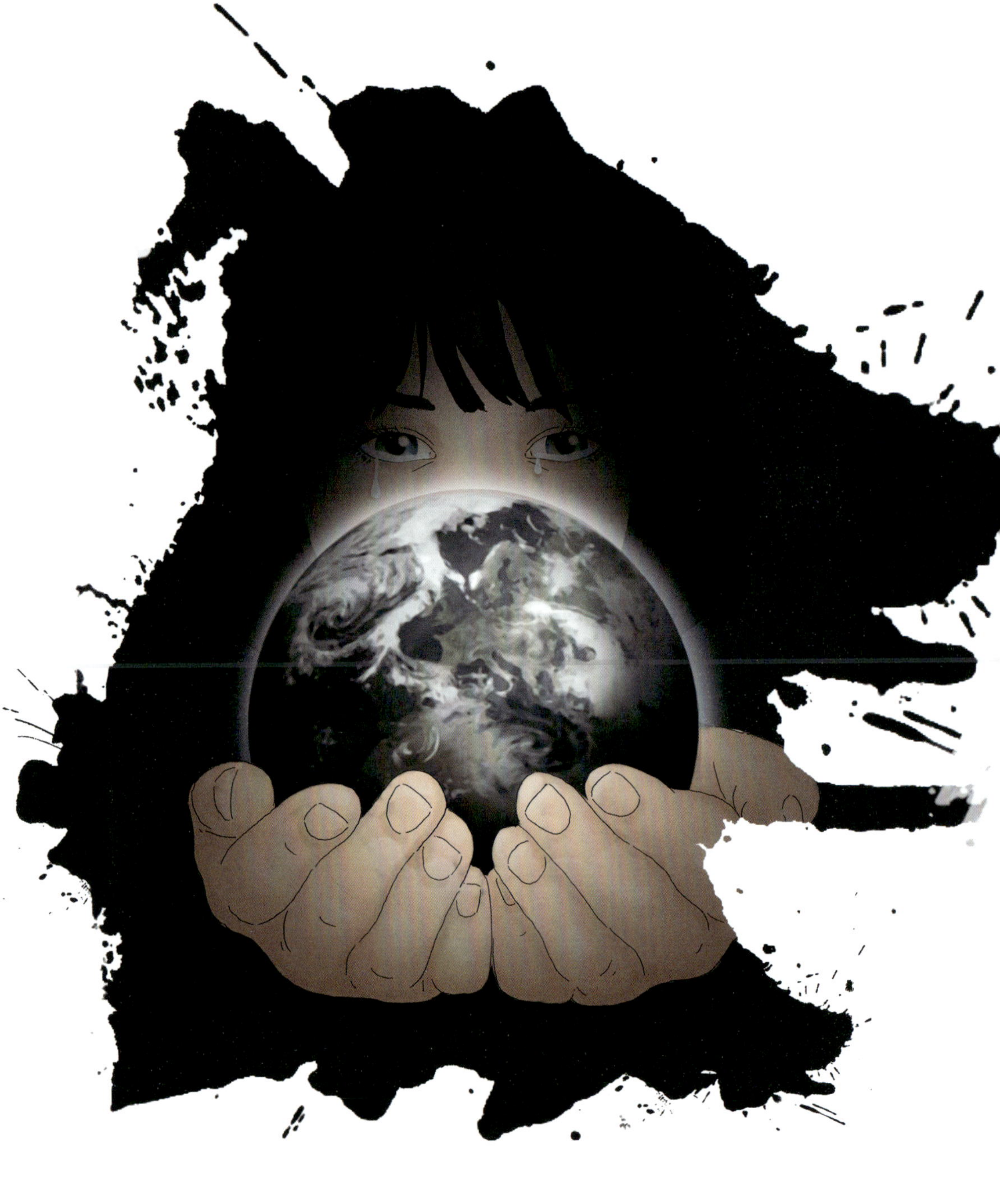

In dieser Welt wollte ich nicht weiter existieren!

Ich nahm all meinen Mut zusammen.

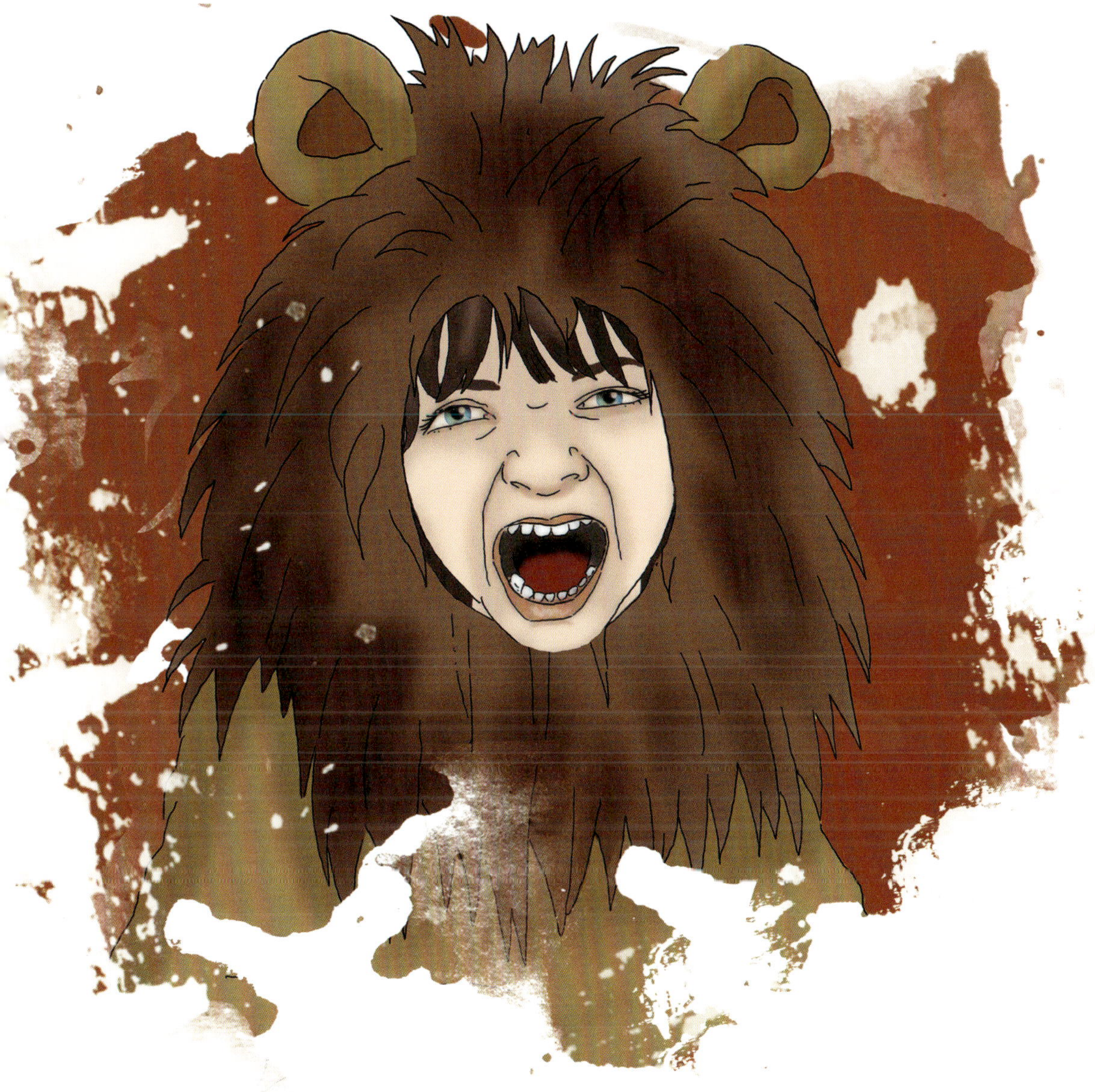

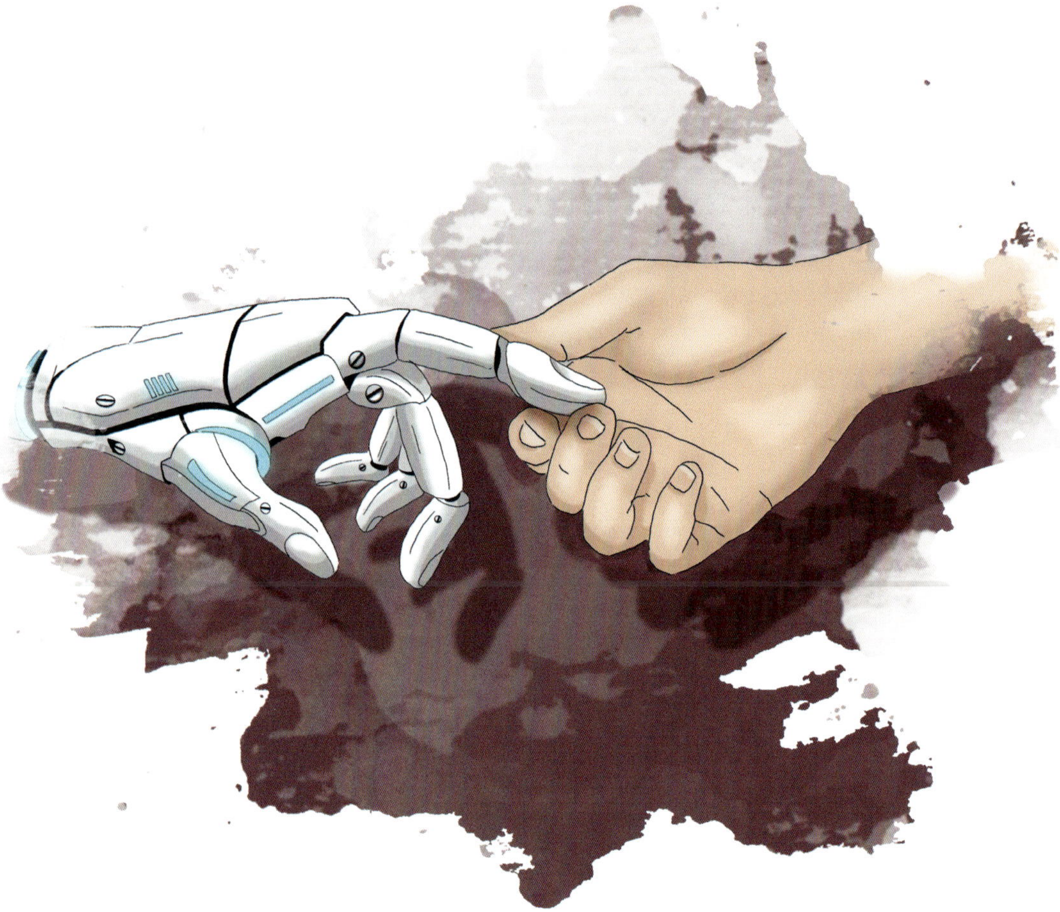

Und beschloss, mir helfen zu lassen.

So entdeckte ich meinen Schutz gegen diese verkehrte Welt.
Meine Fantasie.

In meinen inneren Bildern war alles möglich.

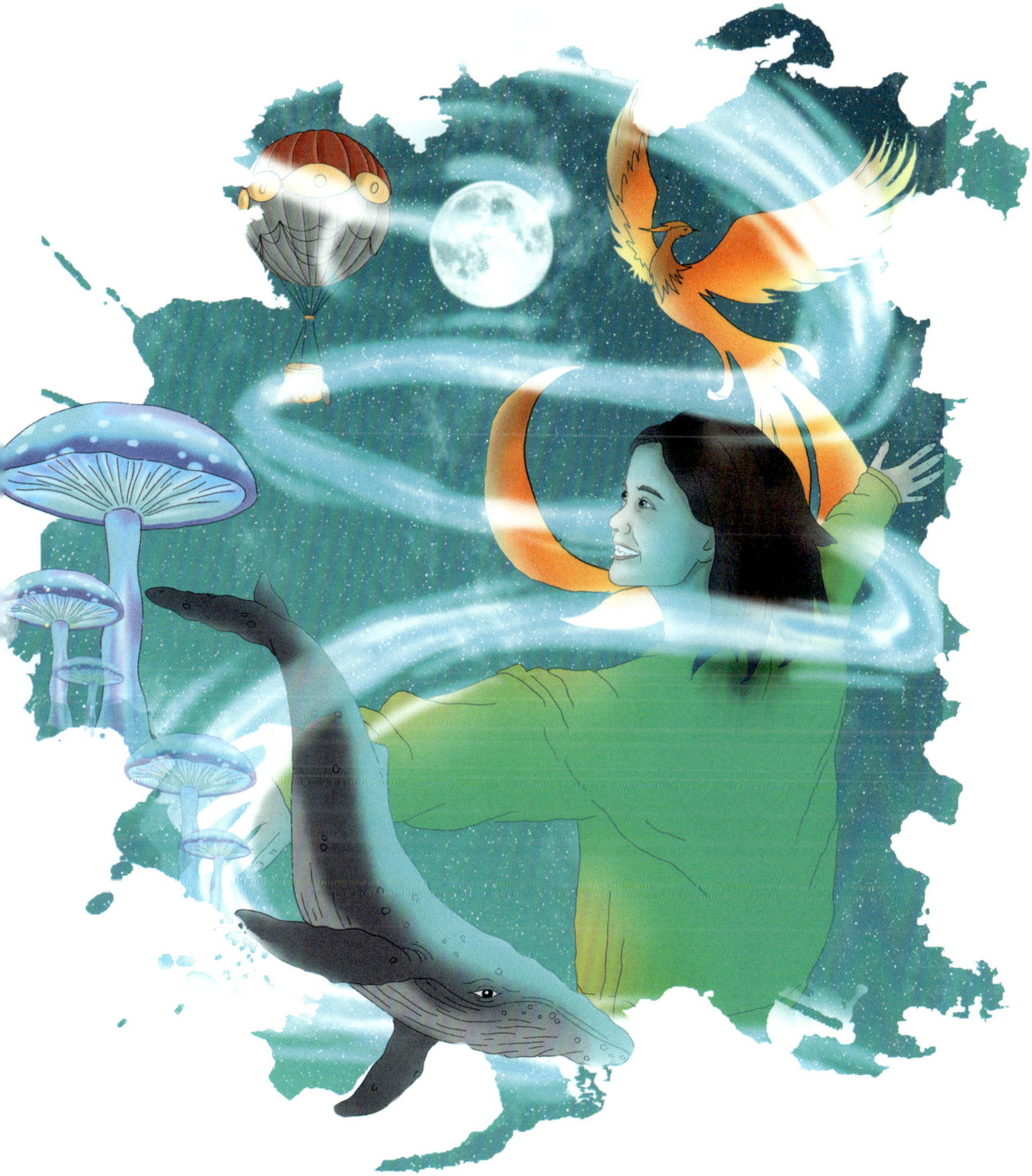

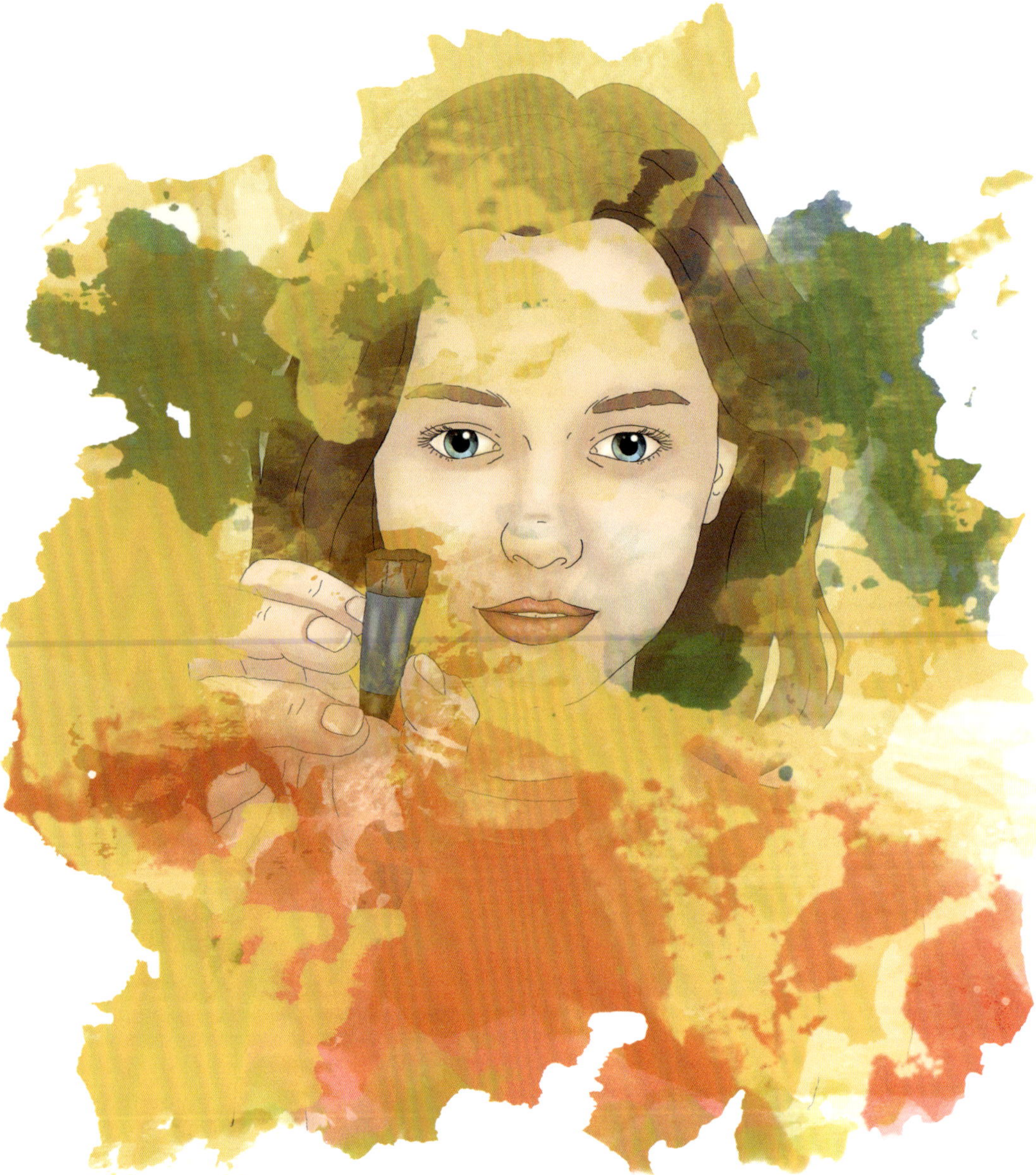

Beim Malen kann ich Gefühle und Welten erschaffen,
für die es kaum Worte gibt.

Ich träumte davon, dass mein Leben besser werden kann.

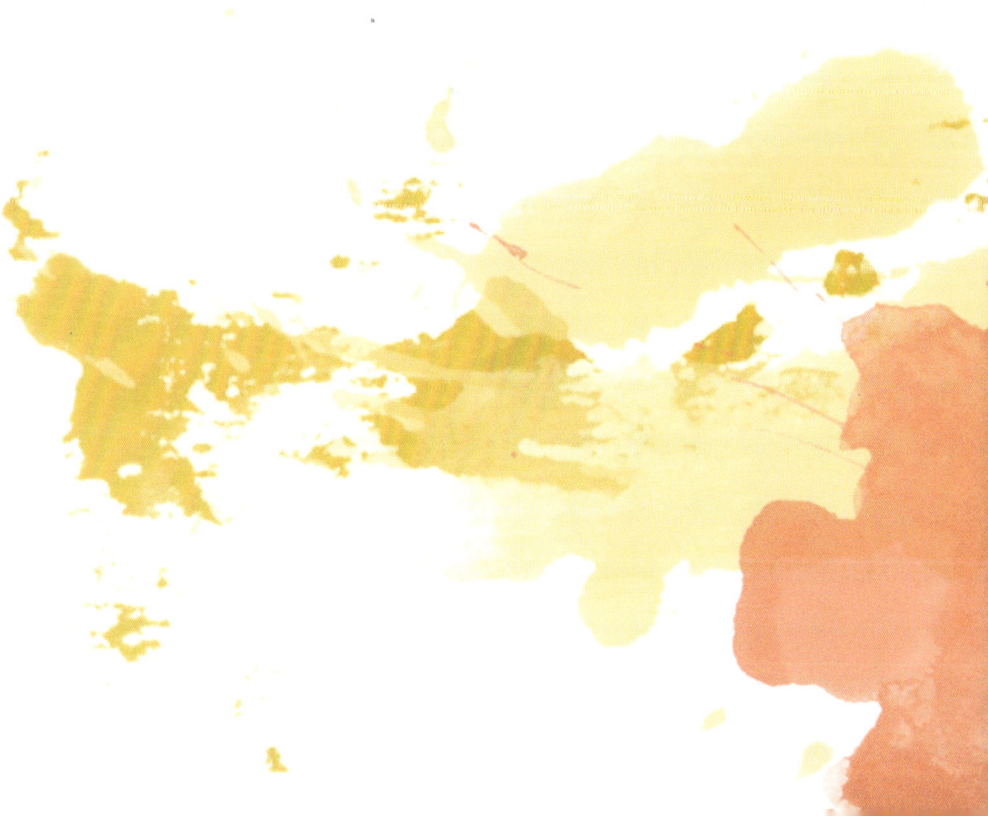

Mit dem Wissen um meine Stärken,
traute ich mich zurückzuschauen.

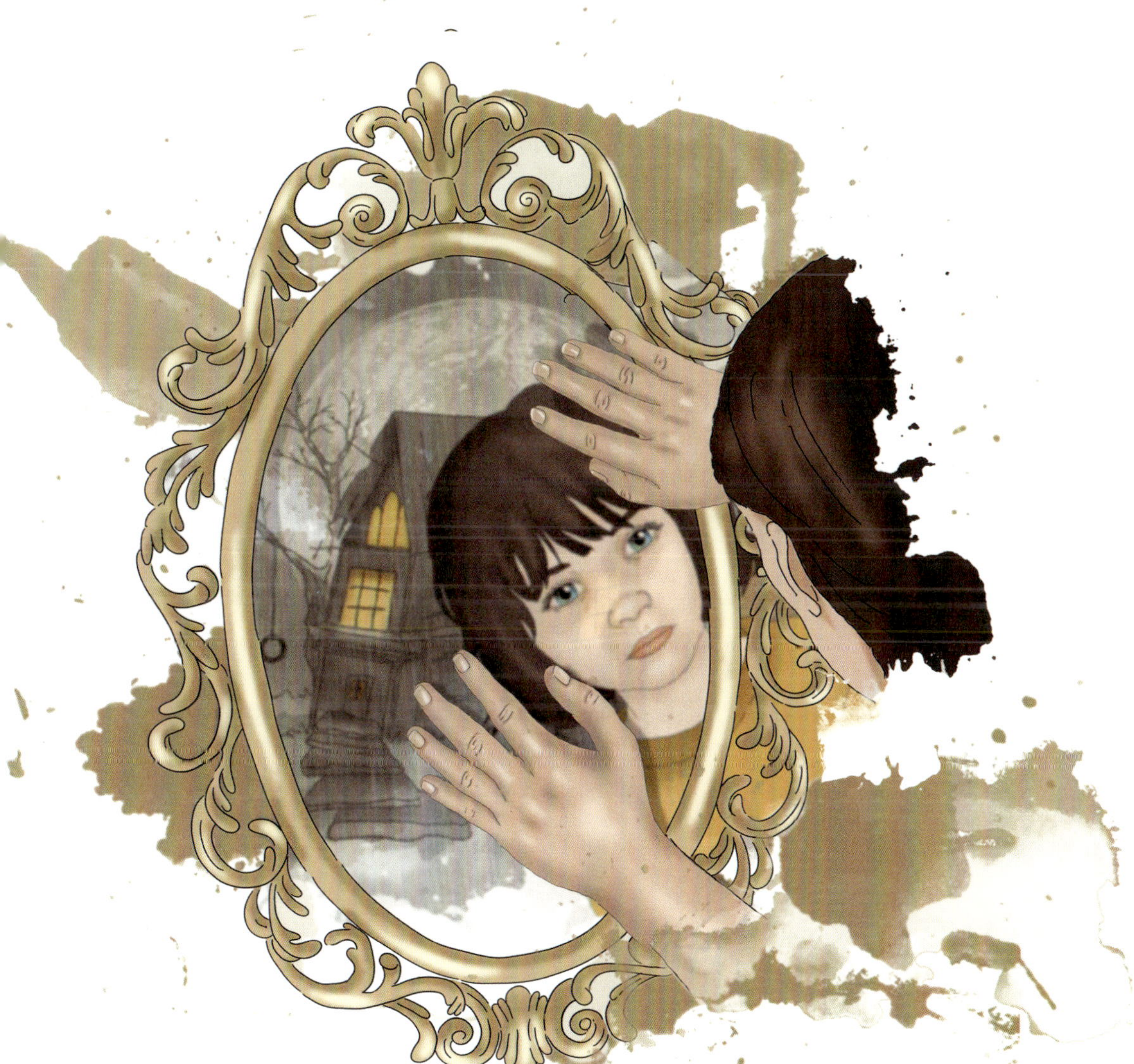

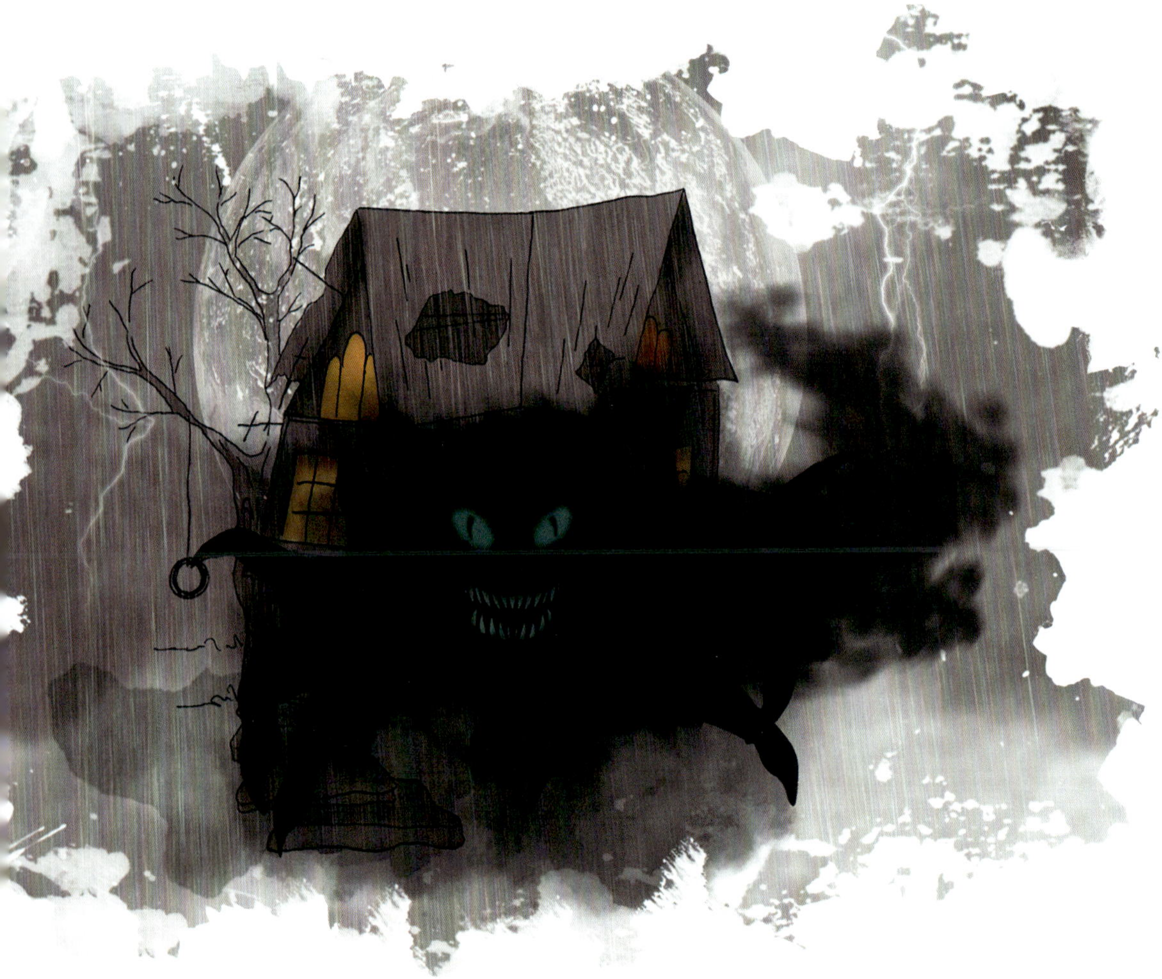

Meine Gefühle waren in der Vergangenheit gefangen.

Eine große Leere tat sich in mir auf.

Ich näherte mich meiner verletzten Seele an.
Wie ein unsichtbarer Faden, der mein Damals
mit meinem Heute verbindet.

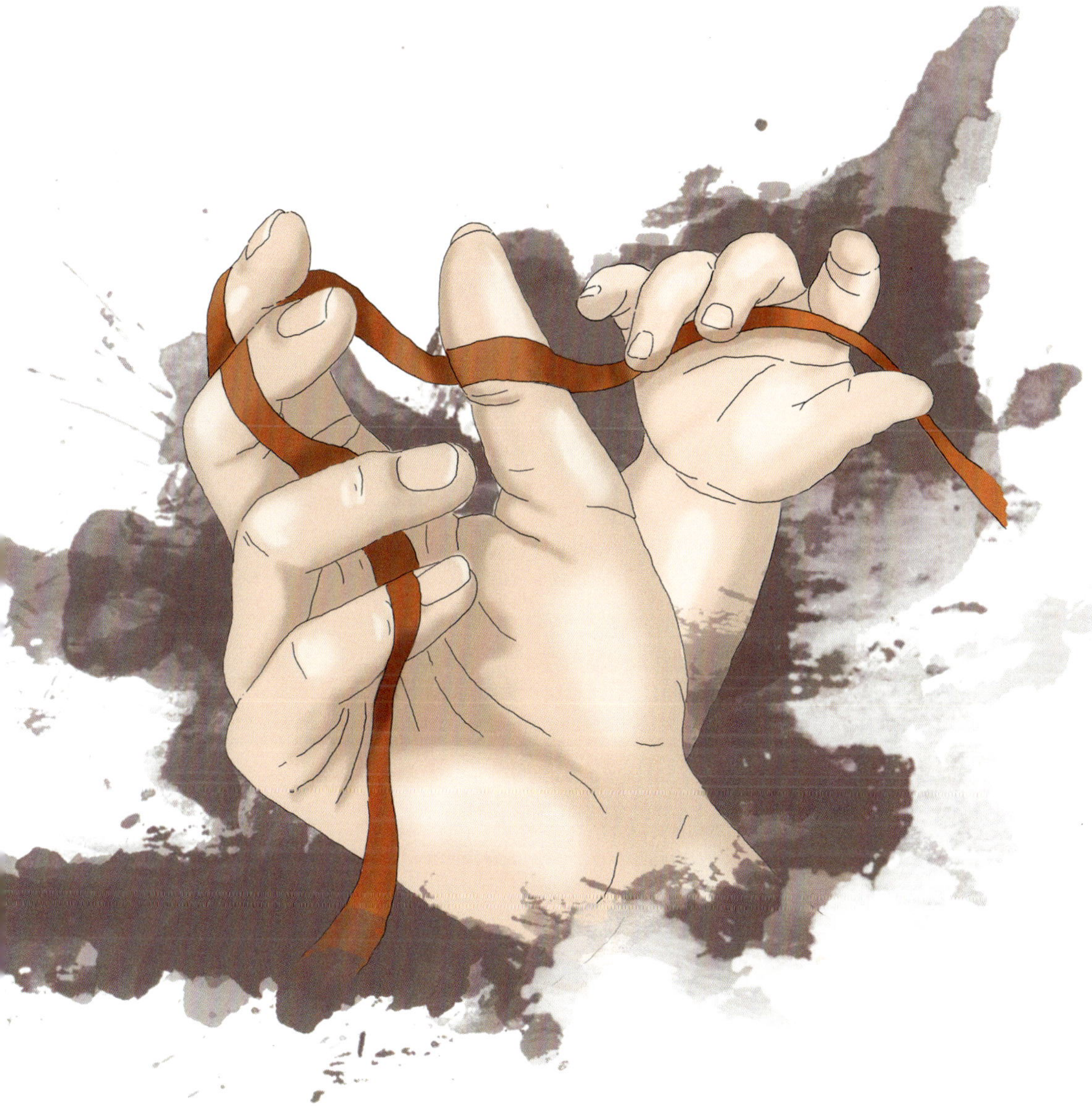

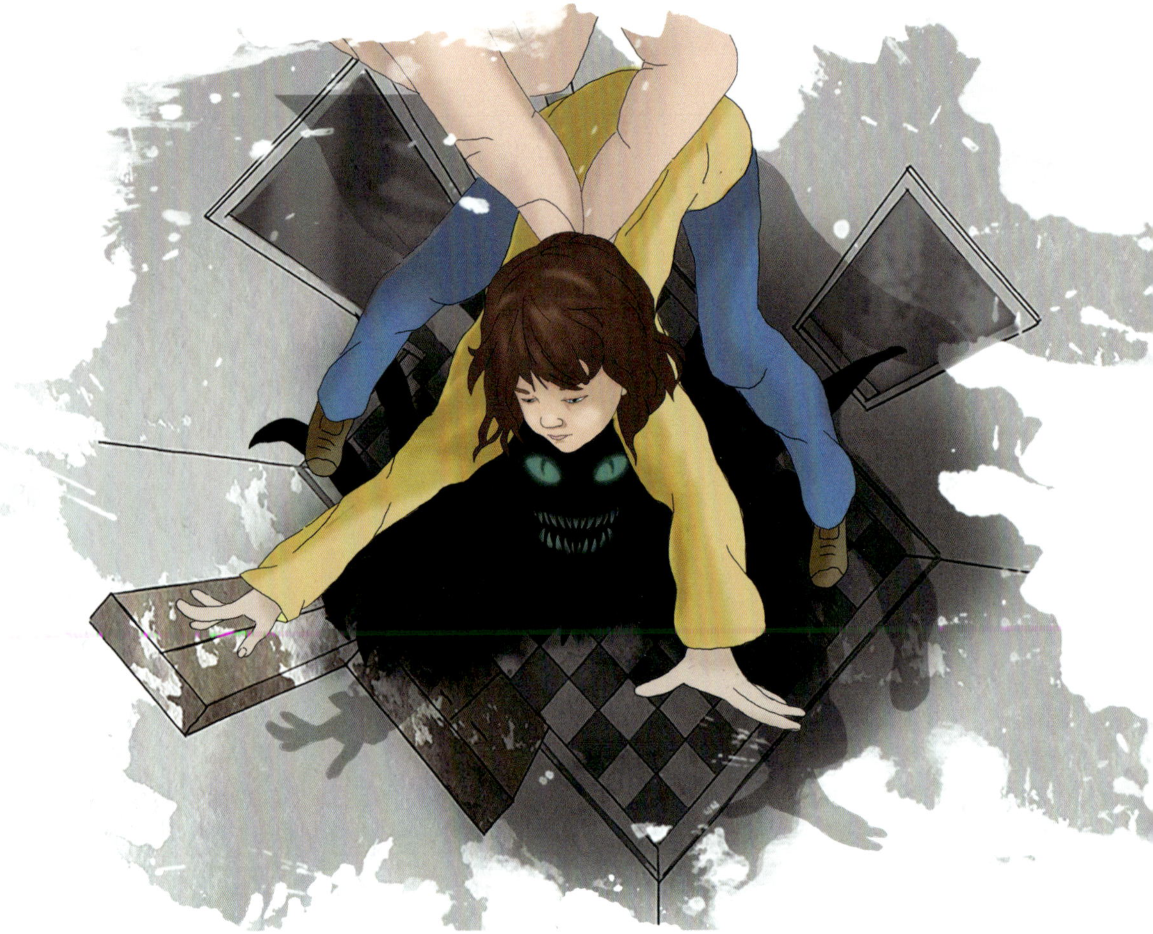

Mit meinem Mut und professioneller Hilfe
nahm ich mich selbst an die Hand und holte mich
raus aus meiner emotionalen Gefangenschaft.

Ich beschloss, aus der Leere in die Lehre zu gehen.

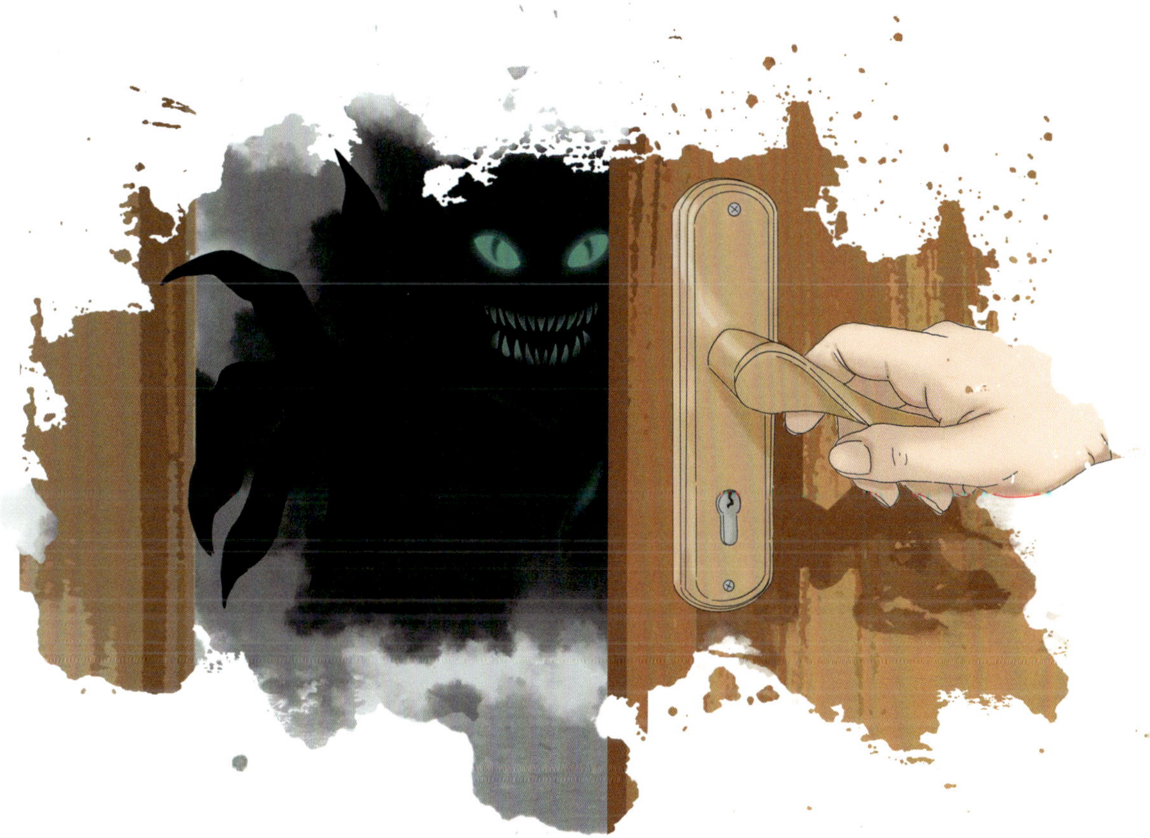

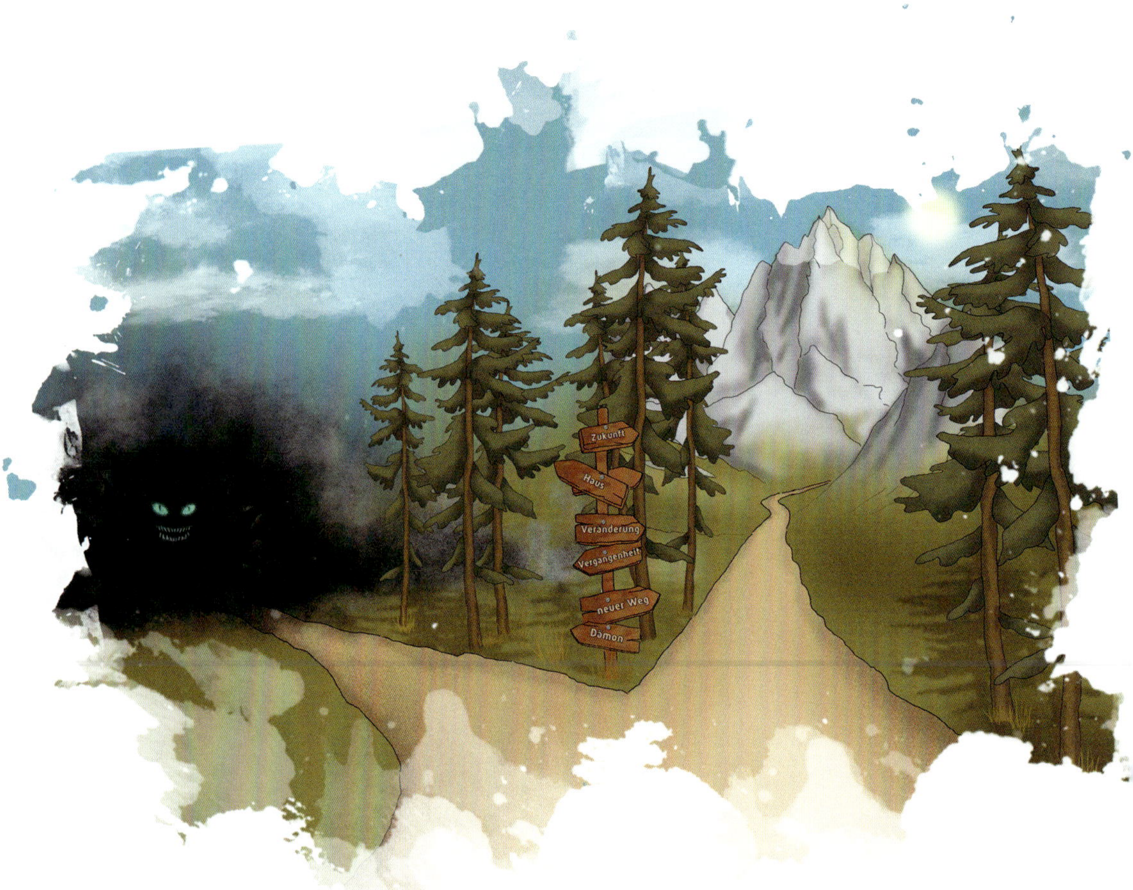
Zukunft
Haus
Veranderung
Vergangenheit
neuer Weg
Dämon

Mein Leben!

Mein Weg zu mir selbst!

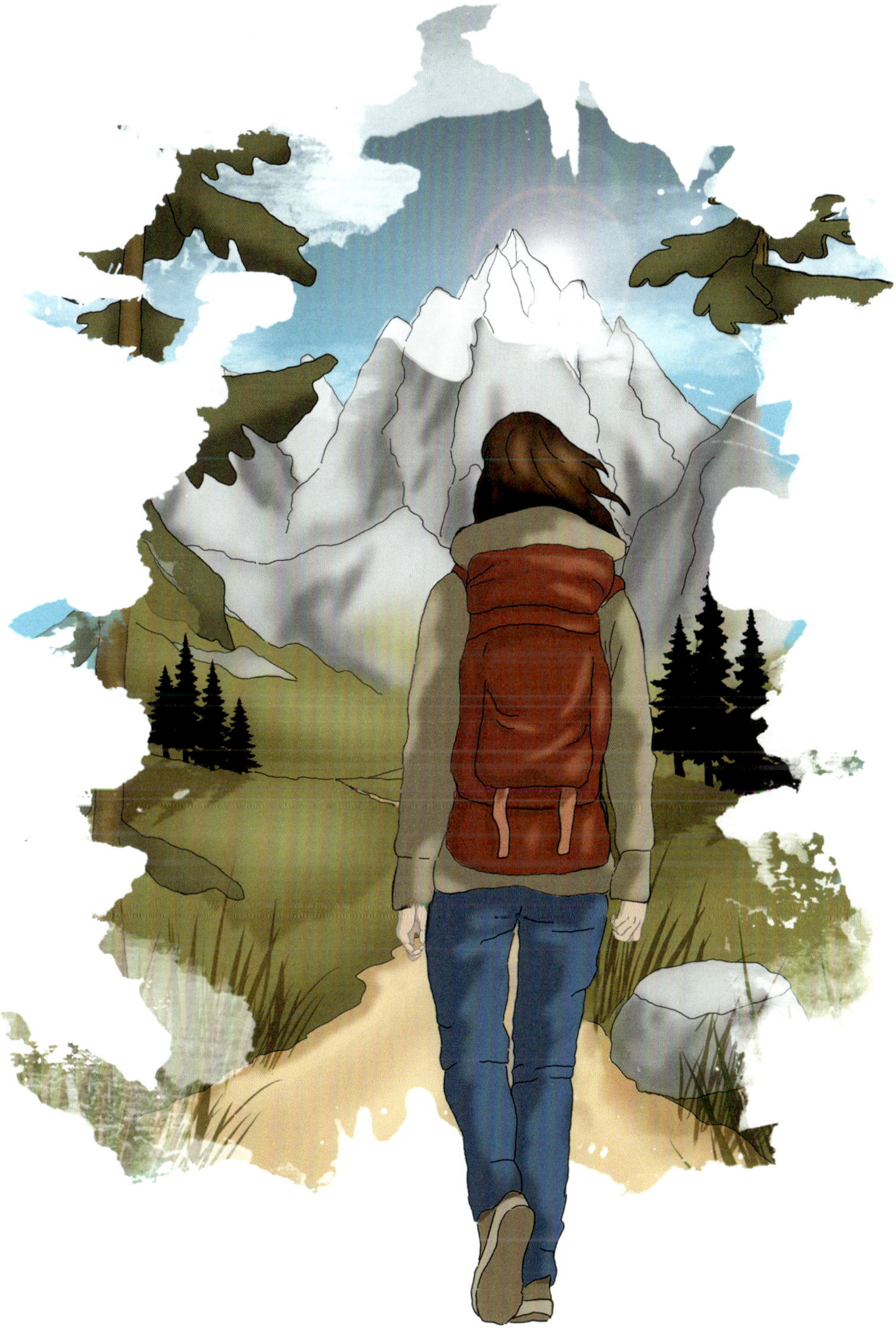

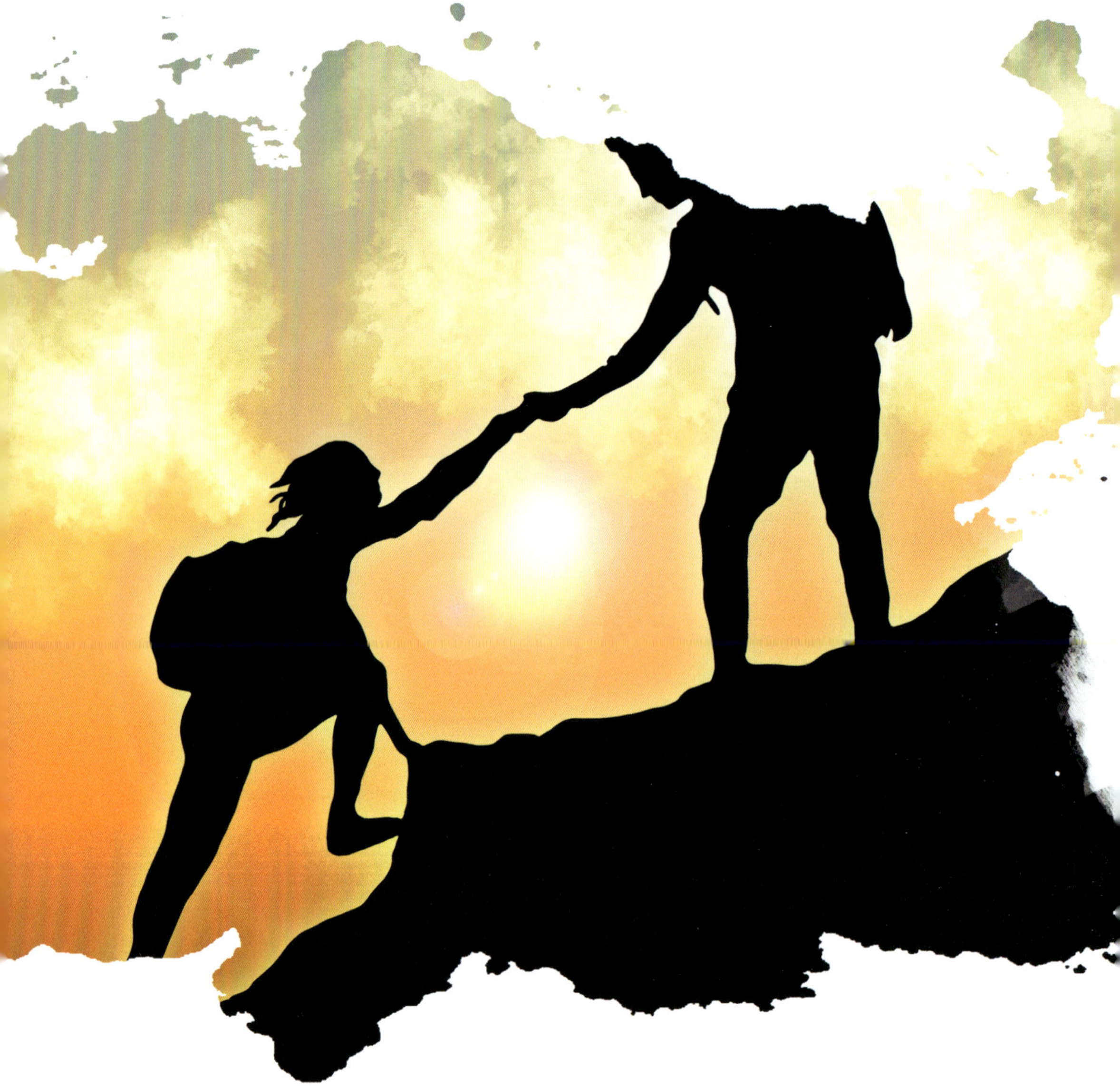

Auch wenn mein Weg manchmal mühsam und
schmerzhaft war, gaben mir meine Bergführer
die Sicherheit und Zuversicht, dass ich es schaffen kann.

Angst beginnt im Kopf – Mut aber auch!

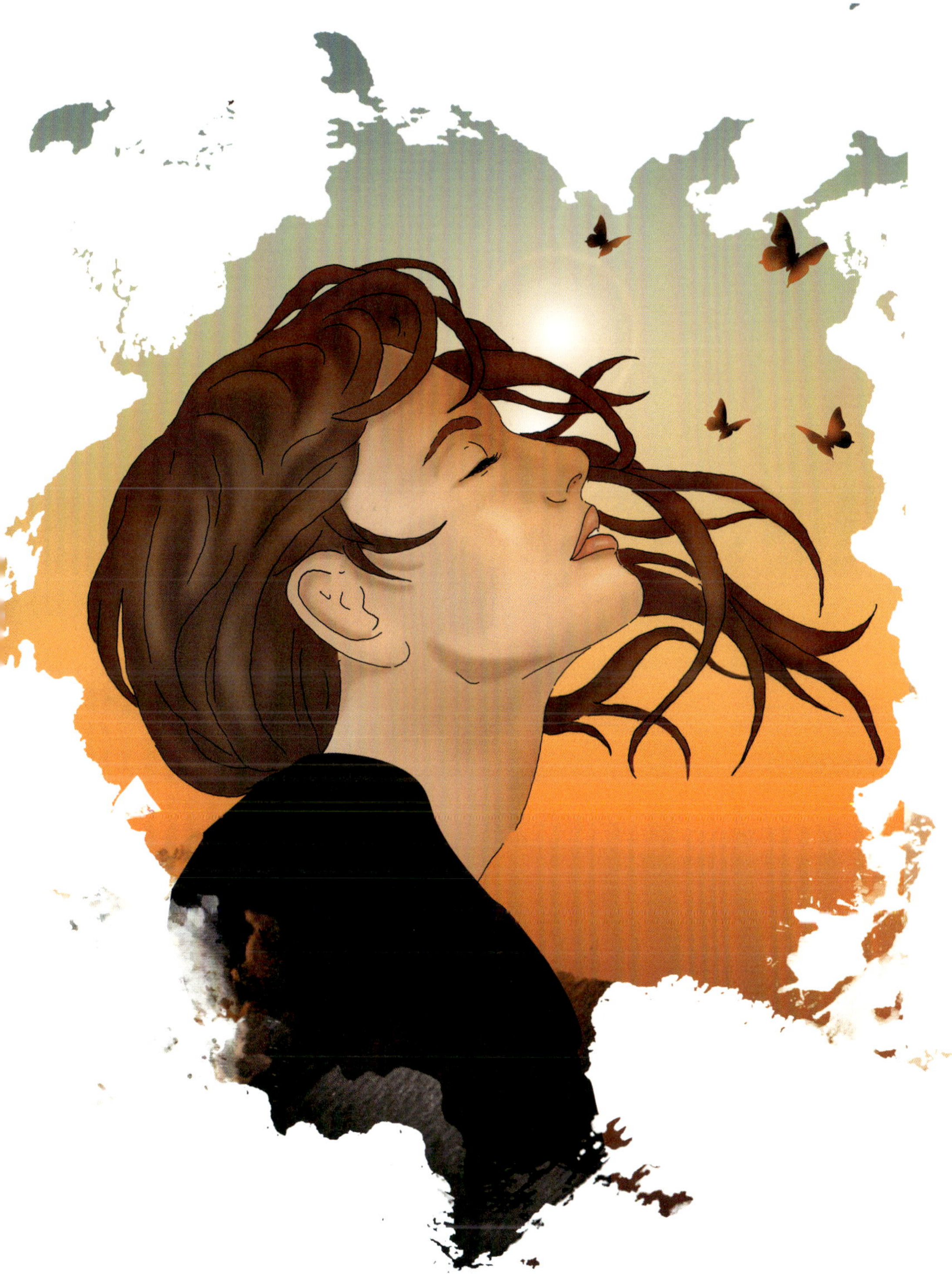

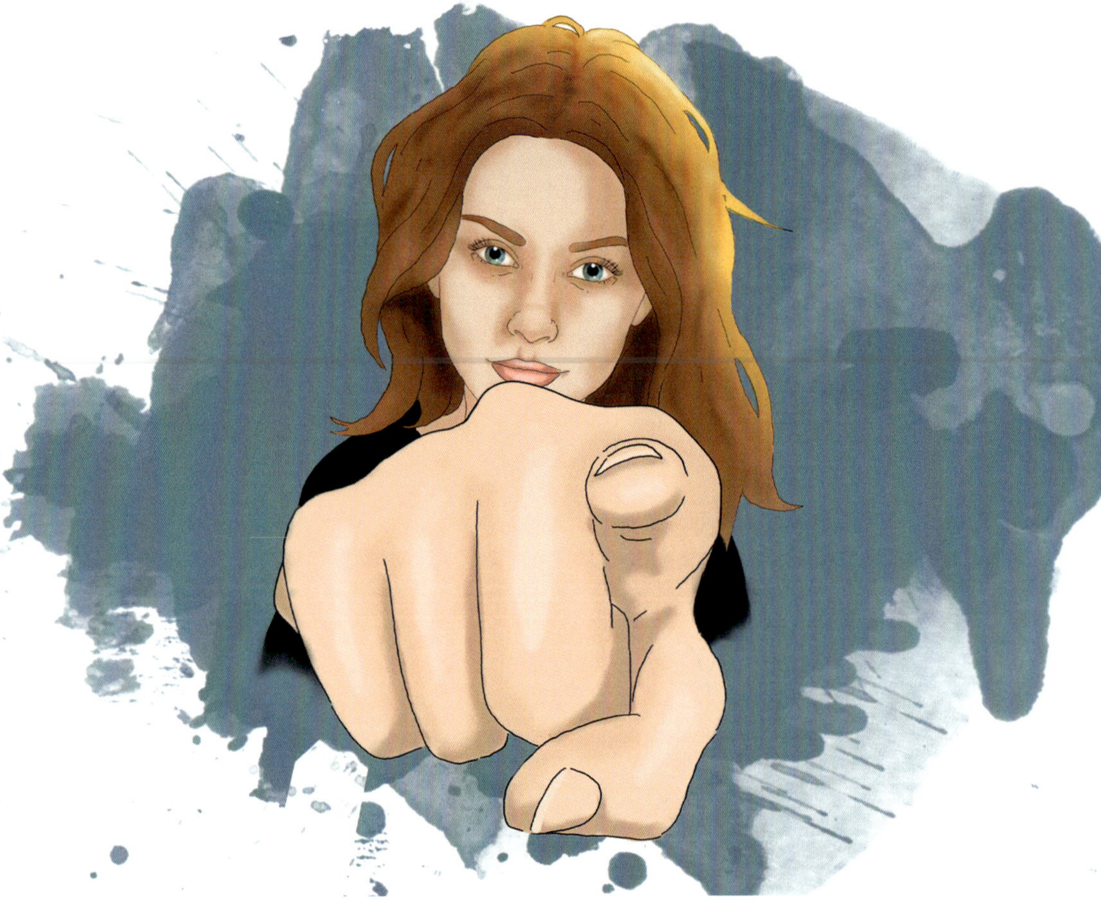

Trau dich!

Du bist mehr, als du denkst …

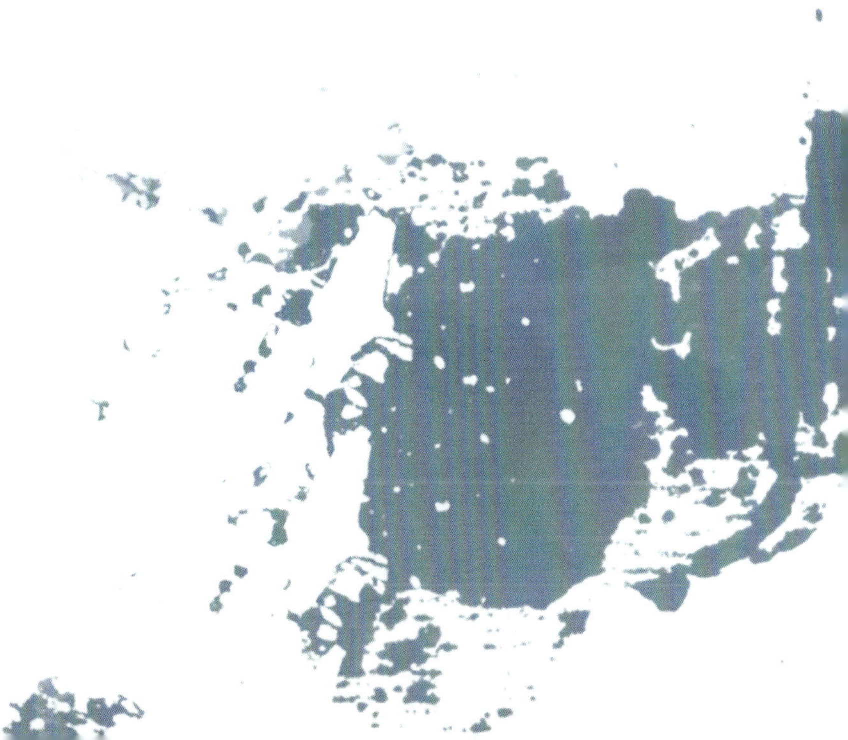

Trauma verstehen und stärker werden

Du hast gerade eine wahre Geschichte gelesen, und fragst dich vielleicht, was genau der betroffenen Person geholfen hat, dass sie heute ein selbstbestimmteres Leben führen kann.

Die folgenden Seiten bieten dir einen Überblick über das Thema Trauma, erklären wichtige Aspekte und zeigen Wege auf, wie Traumasymptome gelindert oder sogar geheilt werden können.

Falls du selbst Hilfe oder Unterstützung suchst, findest du am Ende des Buches wichtige Telefonnummern und Links für Deutschland, Österreich und die Schweiz.

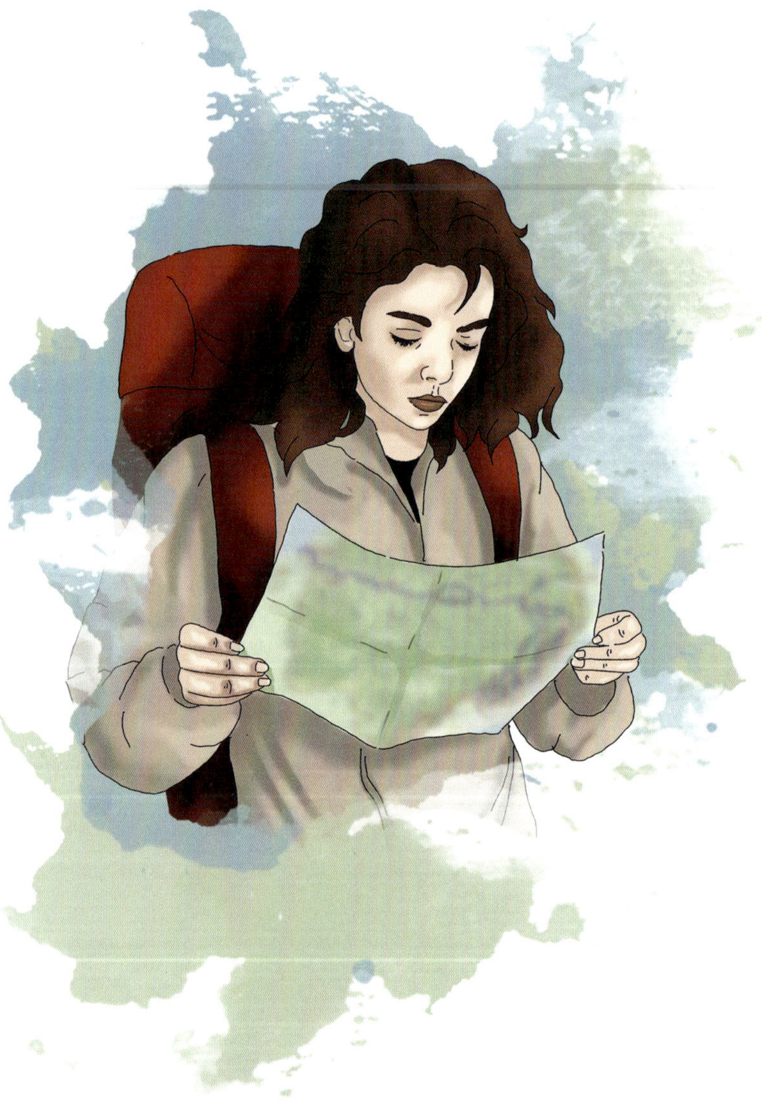

Welche Themen erwarten dich?

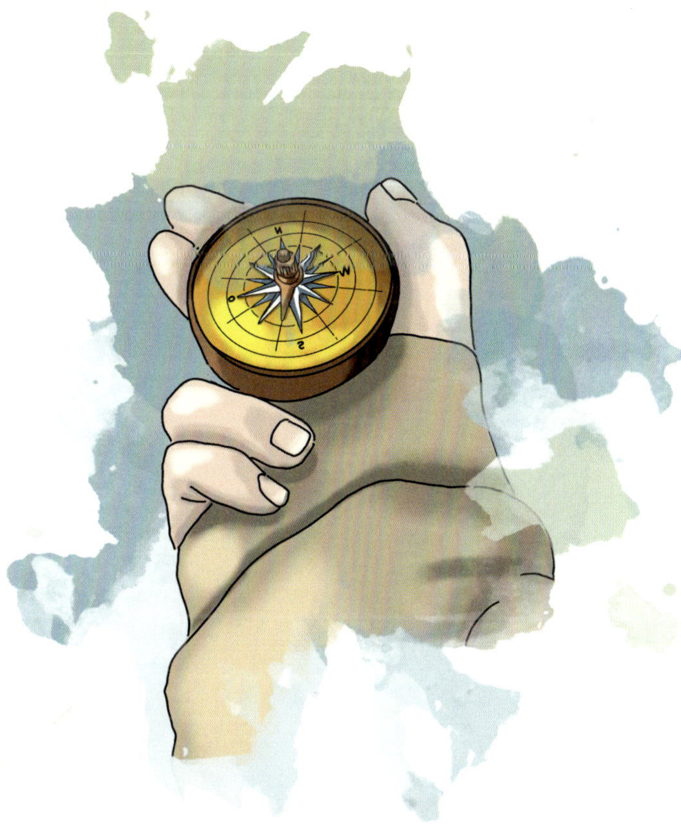

01 Was ist ein Trauma?

»Trauma« bedeutet wörtlich »Wunde«. In der Psychologie ist ein Trauma ein Erlebnis, das für eine Person überwältigend ist und das Gefühl auslöst, hilflos oder ausgeliefert zu sein. Ein Trauma überfordert die Fähigkeit der Person, die Situation zu verarbeiten.

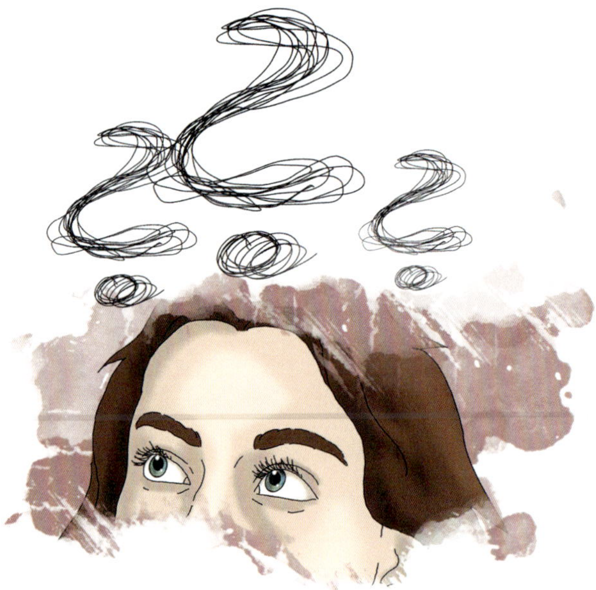

Es werden zwei Arten von Trauma unterschieden:

- *Akute Traumata:* Diese entstehen durch einmalige, kurz andauernde Ereignisse wie Unfälle, Naturkatastrophen oder plötzliche Verluste.
- *Komplexe Traumata:* Diese entstehen durch wiederholte oder anhaltende Belastungen, oft durch menschliches Handeln, wie zum Beispiel Missbrauch, Gewalt, Vernachlässigung, Geiselhaft oder Kriegserfahrungen.

Traumatische Erlebnisse können jeden Menschen treffen. Etwa zwei Prozent der Bevölkerung entwickeln als Folge eine sogenannte Posttraumatische Belastungsstörung (PTBS).

02 Was ist eine PTBS (Posttraumatische Belastungsstörung)?

Eine PTBS ist eine psychische Erkrankung, die nach einem Trauma auftreten kann. Sie entsteht, wenn unser inneres Alarm- und Stresssystem dauerhaft überreagiert.

Typisch für PTBS sind *Flashbacks:* Erinnerungsbilder, Gerüche, Geräusche oder andere Reize (sogenannte Trigger) können dazu führen, dass sich die betroffene Person so fühlt, als würde das Trauma erneut passieren – als wäre es wieder »hier und jetzt«.

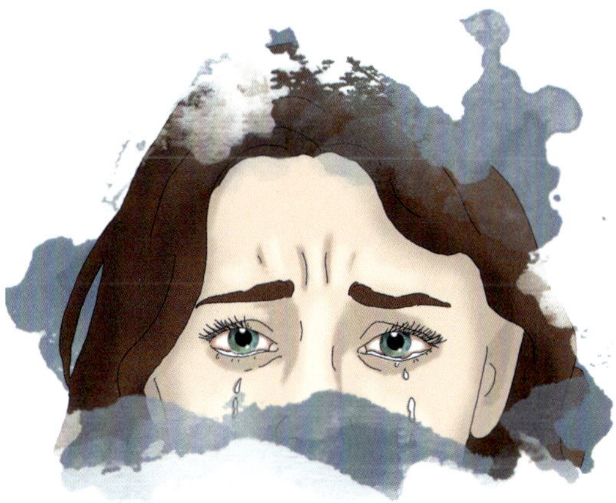

Weitere Symptome können sein:
- *Vermeidung:* Situationen oder Orte werden gemieden, die an das Trauma erinnern könnten.
- *ständige Anspannung:* Die Betroffenen sind oft nervös, schreckhaft oder leicht reizbar.
- *körperliche Beschwerden* wie Kopfschmerzen, Magen-Darm-Probleme oder Herzrasen
- *psychische Probleme:* Schlafstörungen, Konzentrationsprobleme, Albträume, Angst, aber auch Depressionen oder Suchterkrankungen

Oft treten diese Symptome nicht direkt nach dem traumatischen Erlebnis auf, sondern manchmal erst Wochen, Monate oder sogar Jahre später.

Traumatische Erlebnisse wirken nicht nur auf unsere Gefühle, sondern auch auf unser Gehirn und unser Nervensystem.

03 Wie wirken Trauma und das Nervensystem zusammen?

Zwei Hauptbereiche sind dabei besonders wichtig:

1. Das limbische System
Das limbische System ist der Teil unseres Gehirns, der für Gefühle und Erinnerungen zuständig ist. Die wichtigsten Regionen sind:

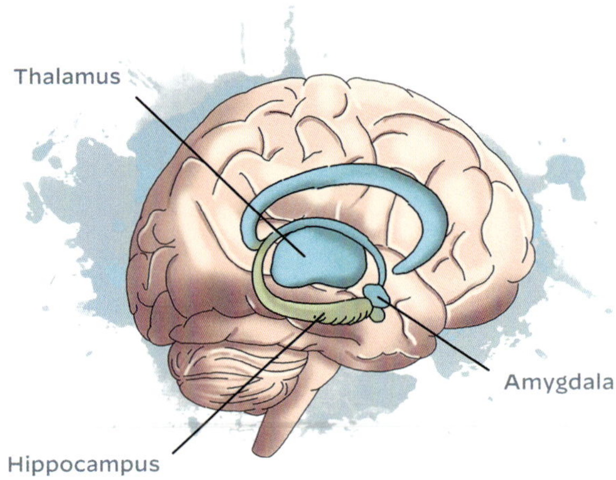

- *Amygdala:* Sie bewertet, ob Situationen gefährlich sind, und speichert emotionale Erinnerungen. Nach einem Trauma kann die Amygdala selbst neutrale Reize als Bedrohung bewerten – das erklärt die ständige Alarmbereitschaft.
- *Hippocampus:* Seine Aufgabe ist es, Inhalte vom Kurz- ins Langzeitgedächtnis zu übertragen. Er hilft uns, Erinnerungen richtig einzuordnen (z. B. Vergangenheit oder Gegenwart). Bei Trauma kann diese Funktion gestört sein. Traumatische Ereignisse werden nicht als Vergangenheit abgespeichert und fühlen sich auch noch später »wie jetzt« an.
- *Thalamus:* Er filtert Sinneseindrücke und entscheidet, was ins Bewusstsein gelangt. Nach einem Trauma funktioniert dieser Filter manchmal nicht mehr richtig – zu viele Eindrücke erreichen das Gefühlssystem.

Das limbische System speichert mehr die Emotionen als die Fakten eines Traumas. Deshalb können harmlose Reize auch Jahre später starke Gefühle auslösen.

2. Der Vagusnerv

Der Vagusnerv ist der längste Nerv im Körper. Er verbindet das Gehirn mit vielen Organen und ist wichtig für Entspannung und Regeneration. Er ist mit dem limbischen System eng verknüpft und somit stark mit der emotionalen Selbstregulierung verbunden.

Der Vagusnerv beeinflusst unter anderem die Herzfrequenz, die Atmung und die Verdauung und hilft dabei, Stress abzubauen und Gefühle wieder zu beruhigen. Über seine Verbindung zum limbischen System beeinflusst er, wie wir mit Stress und Trauma umgehen.

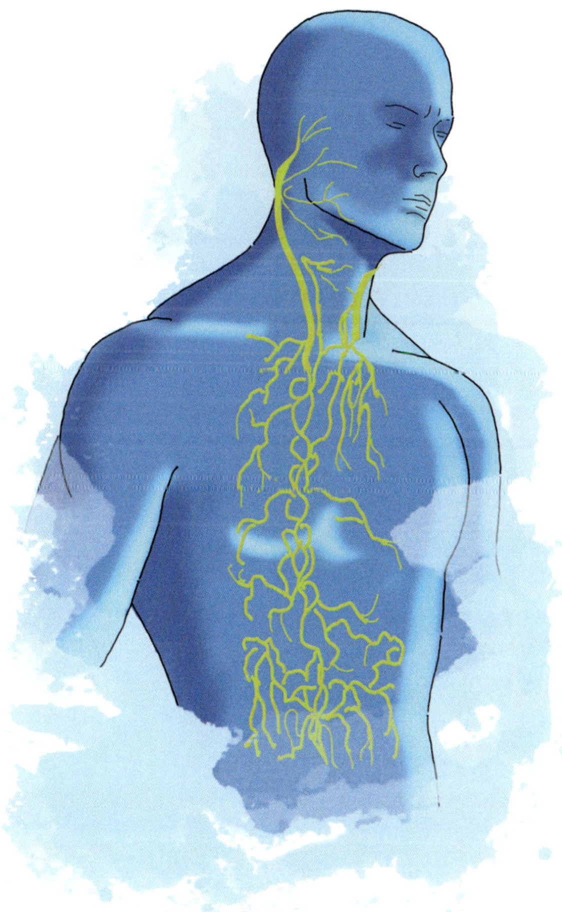

Neuere Forschungen, darunter die *Polyvagal-Theorie* von Stephen W. Porges (2023), zeigen, dass Trauma das Zusammenspiel zwischen limbischem System und Vagusnerv beeinflussen und stören kann. Deshalb treten Traumafolgen häufig sowohl psychisch als auch körperlich auf.

Demnach spielen das limbische System in unserem Gehirn und der Vagusnerv eine tragende Rolle, wenn es um Emotionen, Emotionsverarbeitung, Stressregulierung und die Folgen von Traumata geht.

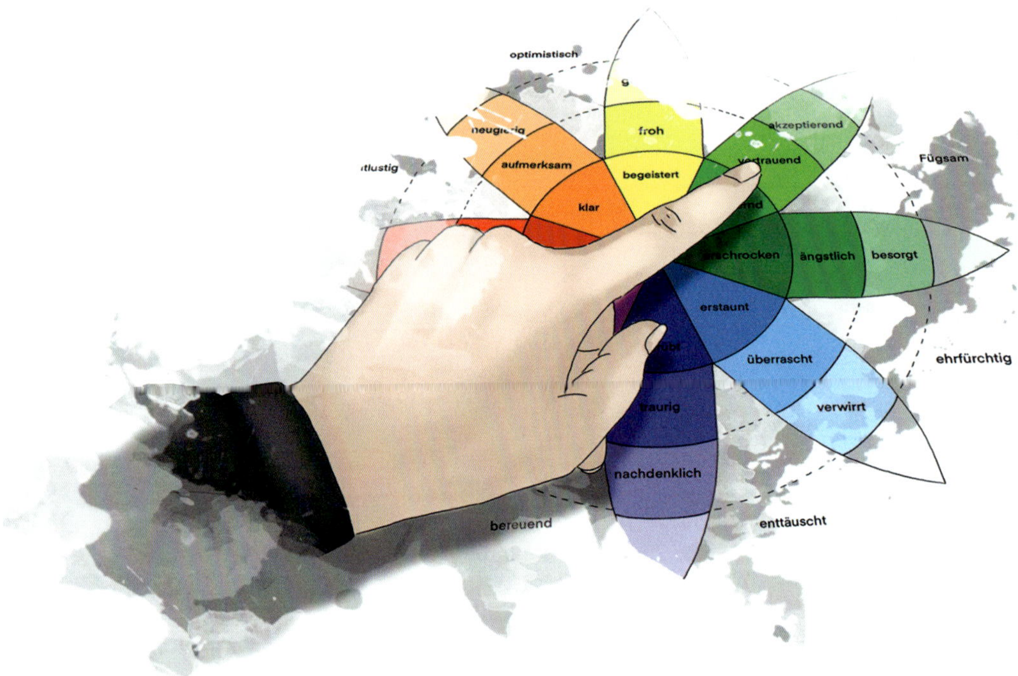

Durch die Interaktion des limbischen Systems mit dem Vagusnerv lassen sich die körperlich-somatischen Traumafolgestörungen erklären. Um die seelische und körperliche Balance nach einem Trauma wiederzugewinnen, ist es meist nötig, sich dabei helfen zu lassen.

04 Wie kann eine Traumatherapie helfen?

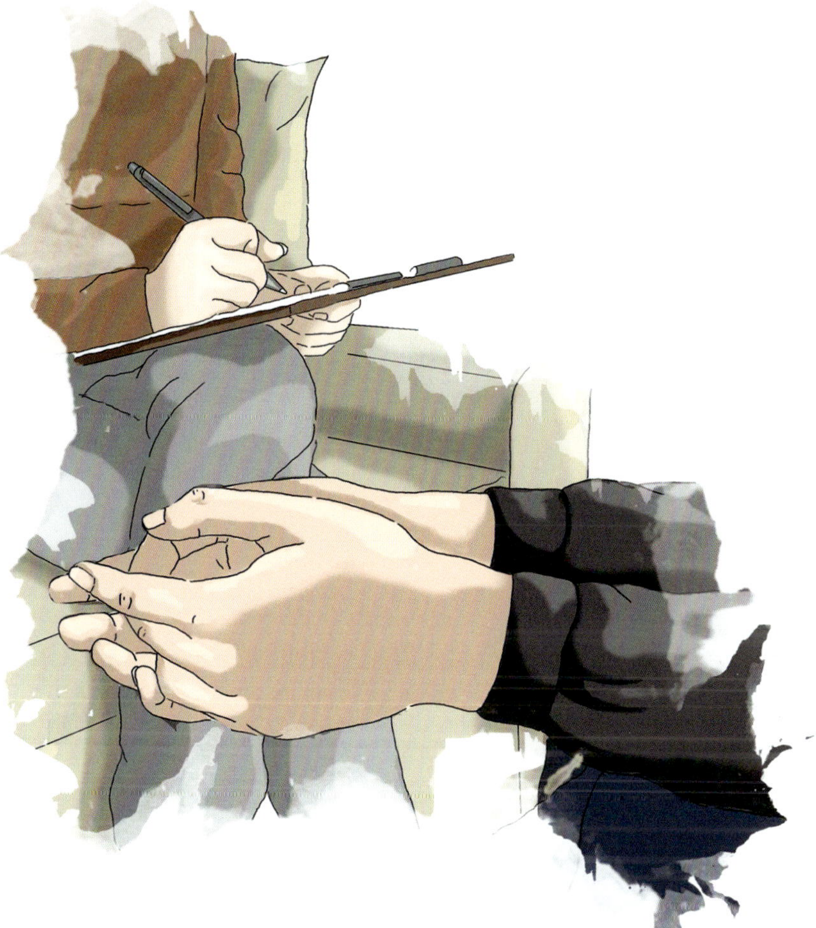

Sie unterstützt Betroffene, das Erlebte zu verarbeiten und die Symptome zu lindern. Zentrale Themen in der Traumatherapie sind:

- die Angst vor starken Gefühlen zu regulieren,
- Gefühle (wieder) zuzulassen und auszudrücken,
- mit überwältigenden Emotionen umzugehen, ohne sich davor zurückzuziehen,
- alte und unpassende Gefühls-, Verhaltens- und Beziehungsmuster zu erkennen und zu verändern,
- körperliche Reaktionen zu lindern.

Bewährte Techniken in der Traumabehandlung

Bereits Anfang des 20. Jahrhunderts wurde von Pierre Janet das sogenannte *Drei-Phasen-Modell* definiert und durch Luise Reddemann zur *Psychodynamisch Imaginativen Traumatherapie (PITT)* weiterentwickelt. Das von ihr inzwischen als 11. Auflage im Klett-Cotta Verlag erschienene Buch »Psychodynamisch Imaginative Traumatherapie: Ein Mitgefühls- und Ressourcen-orientierter Ansatz in der Psychotraumatologie« (2021) wird von erfahrenen Therapeuten als Standardwerk in der Traumatherapie gesehen.

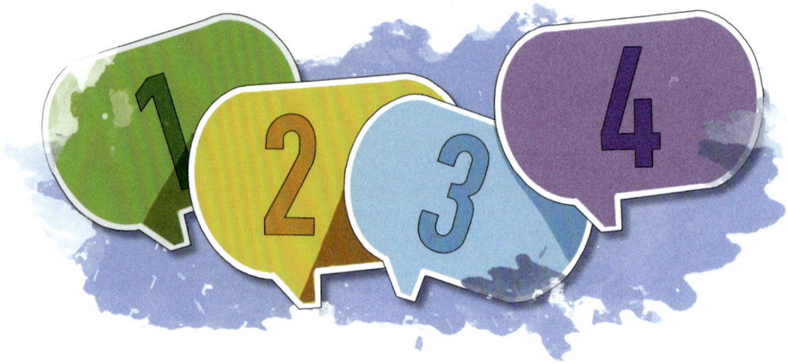

Zentraler Bestandteil der PITT ist das 4-Phasen-Modell. Die einzelnen Phasen sind:

1. *Stabilisierung*
   Ziel: Sicherheit und Selbstregulation. Psychoedukation ist hier zentral, das heißt, du lernst, wie dein Nervensystem auf Trauma reagiert. Das Verständnis hilft dabei, Symptome einzuordnen und Kontrolle zurückzugewinnen.
2. *Traumabearbeitung*
   Ziel: Behutsame Annäherung an das traumatische Erlebnis, um es Schritt für Schritt zu verarbeiten. Der Schutz vor Überforderung steht dabei immer im Mittelpunkt.
3. *Integration*
   Ziel: Die traumatische Erfahrung wird Teil der eigenen Lebensgeschichte. Es geht darum, neue Bedeutung zu finden und die eigene Identität zu stärken.
4. *Neuorientierung*
   Ziel: Wieder Lebensfreude finden, neue Ziele setzen und selbstbestimmt nach vorne blicken.

Nicht jede Therapie verläuft streng nach diesen Phasen – viele Therapeut:innen passen das Vorgehen an den individuellen Prozess an.

Andere Ansätze, zum Beispiel die *Potentialorientierte Traumatherapie* nach Anke Nottelmann (2025), betonen, dass Entwicklung nicht immer linear verläuft. Hier wird manchmal schon früh mit der Traumaverarbeitung begonnen – immer angepasst an das individuelle Bedürfnis und Tempo.

Nottelmann hebt besonders das Trainieren des erwachsenen Ichs (den sogenannten »Gegenwartsanker«) und das Gefühl von Sicherheit als wichtige Aspekte im Zusammenhang mit der Konfrontation hervor. Dies kann im therapeutischen Setting auch ohne sonstige (Alltags-)Stabilität und bereits vor der Psychoedukation geübt und hergestellt werden.

Ein besonders wichtiger und erfolgreicher Ansatz in der Traumatherapie ist die *Ego-State-Therapie,* die von John G. Watkins und Helen Watkins (2025) ab 1980 entwickelt wurde. Diese Therapiemethode beschäftigt sich mit den verschiedenen »Ich-Zuständen« oder Persönlichkeitsanteilen eines Menschen.

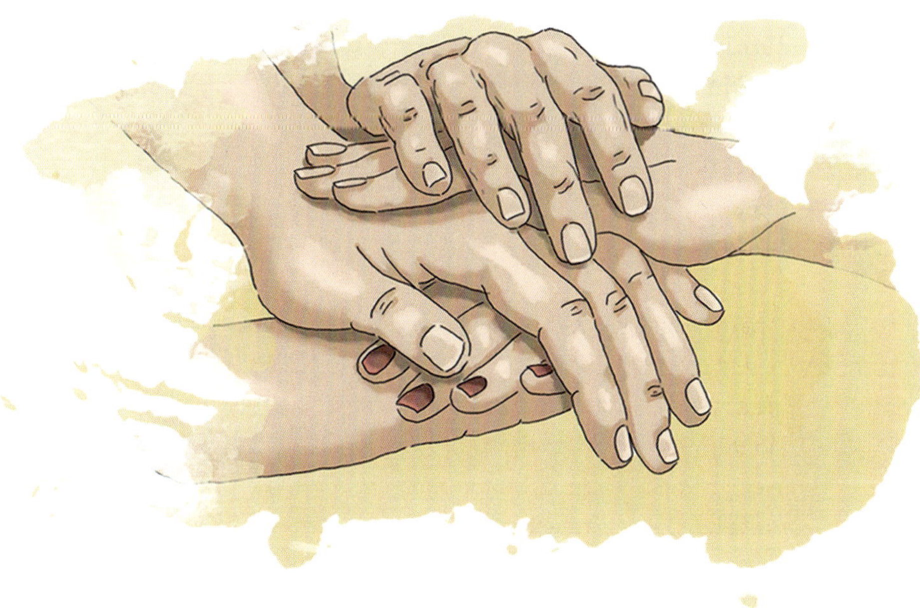

Ziel ist, die verschiedenen Persönlichkeitsanteile, welche durch traumatisierende Erlebnisse entstanden oder im übermäßigen Maß aktiviert bzw. deaktiviert wurden, zu identifizieren, zu verstehen und zu integrieren. Jeder Persönlichkeitsanteil kann seine eigenen Gefühle, Erinnerungen und Verhaltensweisen haben. Innere Konflikte und Blockaden können durch die Arbeit mit diesen verschiedenen Anteilen erkannt und bearbeitet werden. Dadurch wird für das eigene Selbst ein besseres Verständnis gefördert. Mehr dazu auf der Internetseite der Ego-State-Therapie Deutschland: www.est-de.eu

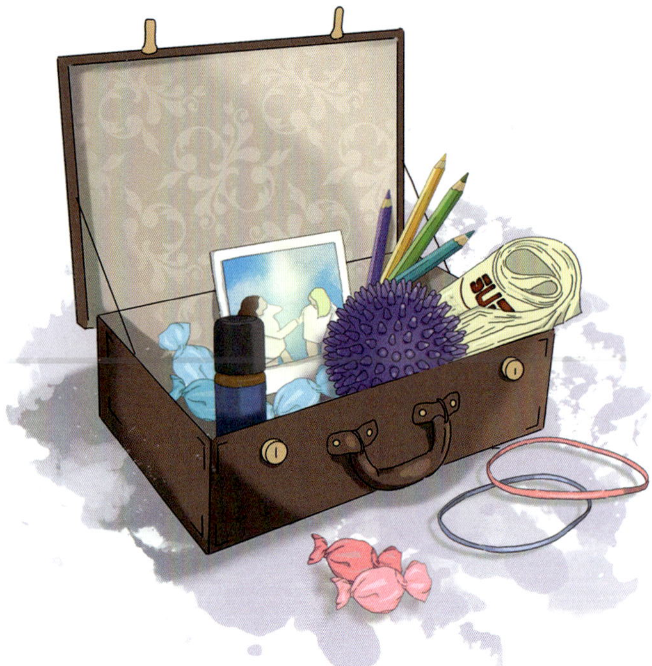

Therapie kann helfen, sogenannte *Skills und Selbsthilfe* zu entwickeln. Das sind praktische Fähigkeiten und Übungen, die im Alltag wirken und helfen, mit schwierigen Situationen oder Gefühlen umzugehen. Diese Kompetenzen sind oft bewusst erlernt und trainiert, um das persönliche Wohlbefinden, die zwischenmenschlichen Beziehungen und die Bewältigung von Herausforderungen zu verbessern. Ein Begriff, der im Zusammenhang mit Skills häufig verwendet wird, ist der »Skillkoffer«.

Dieser stellt eine Art Sammlung oder Toolbox von verschiedenen Fähigkeiten dar, die eine Person im Laufe der Zeit erwirbt und bei Bedarf einsetzen kann, um mit unterschiedlichen Situationen besser umzugehen. Durch das Erlernen und Trainieren dieser Fähigkeiten sowie das Zusammenstellen eines persönlichen Skillkoffers können Menschen ihre Lebensqualität steigern, ihre Ziele effektiver verfolgen und ihre Resilienz gegenüber Stress und Rückschlägen erhöhen.

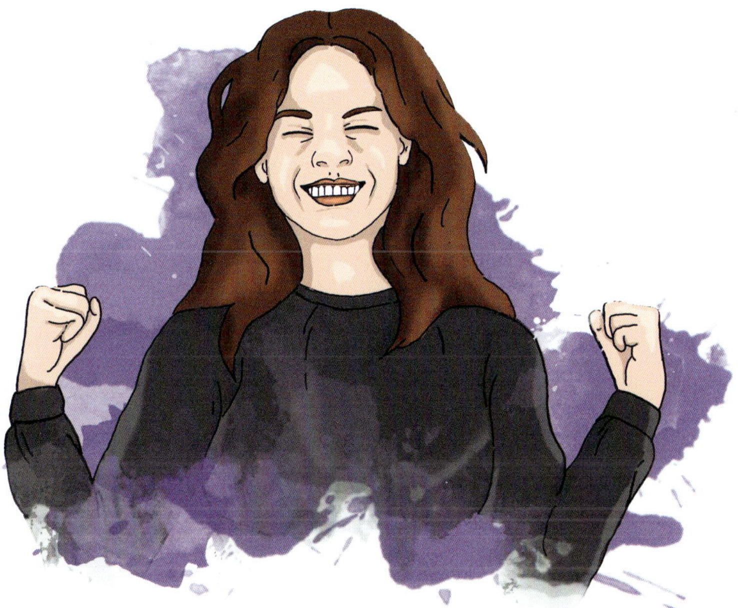

Dadurch kann auch die persönliche Entwicklung gefördert, das Selbstbewusstsein gestärkt und die Fähigkeit verbessert werden, mit den Anforderungen des Alltags umzugehen. Insgesamt sind Skills und der Skillkoffer wichtige Werkzeuge, um ein erfülltes, ausgeglichenes und erfolgreiches Leben zu führen.

05 Warum ist der Körper in der Traumatherapie wichtig?

Die moderne Traumatherapie nutzt verschiedene Methoden, die gezielt auf unser Nervensystem wirken, um Belastungen zu lindern und emotionale Stabilität zurückzugewinnen. Neue Forschungsergebnisse – insbesondere aus der bereits erwähnten Polyvagal-Theorie von Stephen W. Porges – zeigen, wie wichtig dabei das Zusammenspiel von Körper und Gehirn ist.

Immer mehr Studien belegen: Wenn wir an Ängste oder belastende Erinnerungen denken, reagiert nicht nur unser Kopf, sondern auch unser Körper. Methoden, die den Körper gezielt miteinbeziehen, können dem Gehirn helfen, sich zu beruhigen und Sicherheit wiederherzustellen.

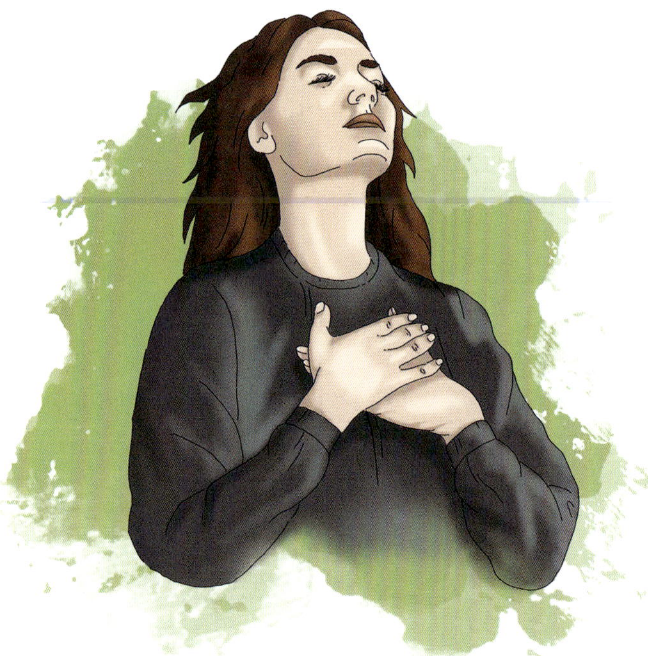

Antonia Pfeiffer fasst dazu in ihrem Buch »Emotionale Erinnerung – Klopfen als Schlüssel für Lösungen« (2025) zusammen, dass zum Beispiel das Beklopfen bestimmter Körperpunkte direkt körperliche Signale erzeugt. Diese Signale wirken nachweislich auf den Vagusnerv und damit direkt auf unser Emotionszentrum, das limbische System.

So lösen Klopftechniken über die Sinneszellen der Haut Signale aus, die den Vagusnerv stimulieren. Der Effekt: Viele Betroffene berichten von einer spürbaren Beruhigung, mehr Sicherheit und emotionaler Entlastung.

Andere Methoden nutzen gezielt die Kraft des Körpers für die seelische Verarbeitung, zum Beispiel durch Atemübungen, bewusste Körperwahrnehmung, Bewegungsübungen, aber auch durch gezielte Augenbewegungen. Bei imaginativen Verfahren werden innere Bilder genutzt, die helfen, schwierige Gefühle zu verarbeiten und innere Schutzmechanismen zu stärken.

Auch Verhaltenstherapie, psychodynamische Verfahren und Ansätze wie Somatic Experiencing oder verschiedene Achtsamkeitsmethoden können eingesetzt und mit körperbasierten Techniken kombiniert werden. Viele moderne Traumatherapien nutzen heute einen Methoden-Mix, der individuell auf die Patientin oder den Patienten abgestimmt wird.

Wichtig in der Traumatherapie ist, dass der Körper immer mitbedacht wird. Denn durch gezielte körperliche Stimulation wie Klopfen, Atmen, Augenbewegung lassen sich Stressreaktionen direkt beeinflussen und das emotionale Gleichgewicht kann wiederhergestellt werden. So können Traumafolgen ganzheitlich und nachhaltig gelindert werden.

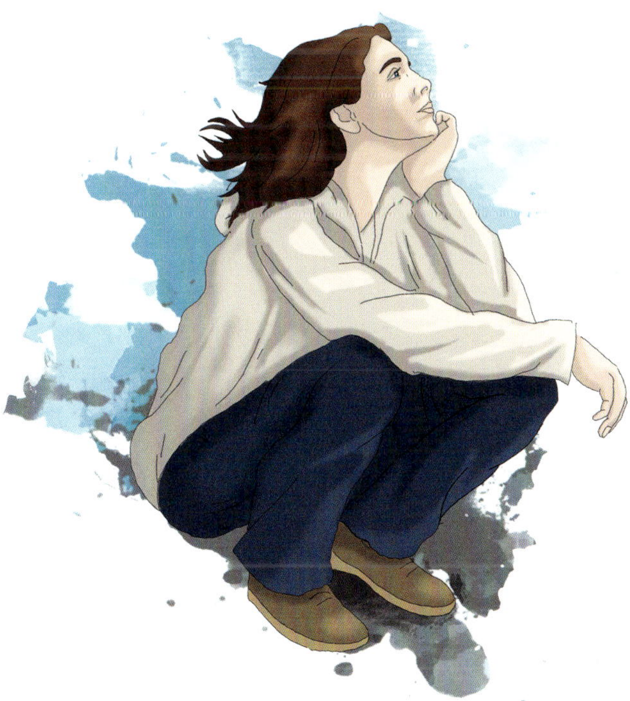

06 Welche körperbasierten Traumatherapiemethoden gibt es?

Hier stellen wir drei der bekanntesten körperorientierten Verfahren kurz vor: EMDR, PEP® und Brainspotting.

EMDR

EMDR steht für »Eye Movement Desensitization and Reprocessing« und wurde von der Psychologin Francine Shapiro in den späten 1980er Jahren entwickelt. Bei dieser Methode werden traumatische Erinnerungen und die damit verbundenen emotionalen Belastungen durch bilaterale Stimulation mittels angeleiteter Augenbewegungen, Tönen oder Berührung verarbeitet und desensibilisiert.

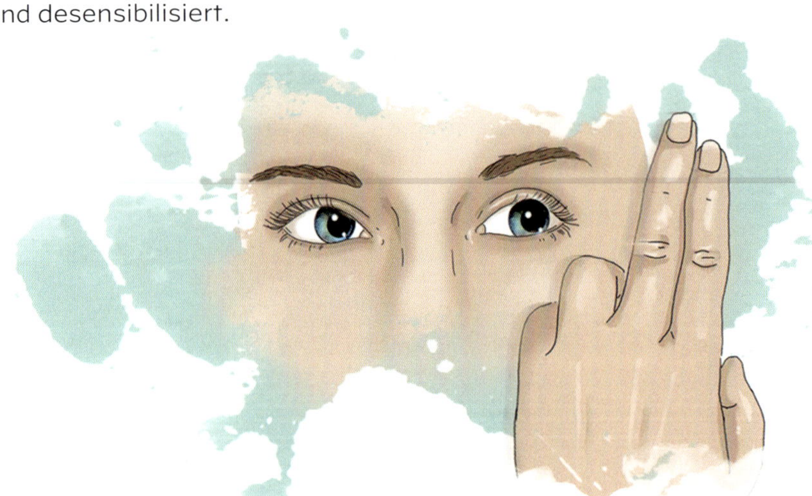

Bei der bilateralen Stimulation durch zum Beispiel Augenbewegungen folgt die belastete Person mit ihren Augen der Bewegung der Finger des Therapeuten/der Therapeutin. Während sich die Augen hin und her bewegen, denkt die Person an die belastende Erinnerung. Durch die Einbindung des Körpers in den Therapieprozess, in Form der Augenbewegungen, findet eine Verarbeitung der belastenden Erinnerungen statt. Die körperlichen und emotionalen Reaktionen können so gemildert oder ganz aufgelöst werden.

Mehr dazu auf der Internetseite des EMDR-Institut® Deutschland in Eckernförde: www.emdr.de

PEP®

Die Psychotherapiemethode PEP® (Prozess- und Embodimentfokussierte Psychologie) ist eine therapeutische Methode, die darauf abzielt, emotionale Blockaden, belastende Erinnerungen und einschränkende Glaubenssätze zu bearbeiten. Die Methode wurde von Dr. Michael Bohne, Facharzt für Psychiatrie und Psychotherapie, ab circa 2006 entwickelt. Sie ist eine moderne Weiterentwicklung der Klopftechniken, die diese wissenschaftlich untersucht und hilfreiche Tools aus anderen lösungsorientierten sowie psychodanamischen Verfahren integriert. Ein zentraler Aspekt hierbei ist die Nutzung der sogenannten Klopftechnik zur Emotionsregulation. Bei dieser Technik werden bestimmte Körperpunkte an der Hand, im Gesicht und am Oberkörper sanft beklopft, während der:die Klient:in sich auf belastende Gedanken oder Gefühle fokussiert.

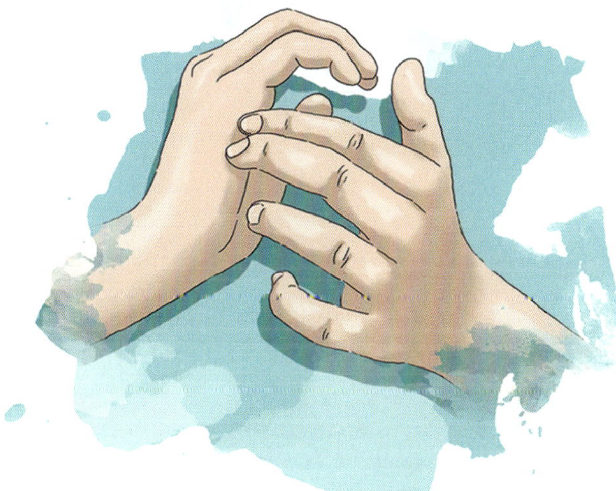

In der Traumatherapie werden die Klopftechniken eingesetzt, um traumatische Erlebnisse zu verarbeiten und die damit verbundenen emotionalen und körperlichen Reaktionen zu lindern bzw. aufzulösen. Besonders hervorzuheben ist, dass die Klopftechniken und PEP® die Selbstwirksamkeitszuversicht der Klient:innen stärken. Dies ermöglicht es den Menschen auch außerhalb von therapeutischen Sitzungen, sich selbst zu beruhigen, zu trösten und anzunehmen.

Mehr zu diesem Thema findet sich auf der Website von Dr. Michael Bohne: www.dr-michael-bohne.de

Brainspotting

Brainspotting ist eine köperorientierte Therapieform, die auf neurobiologischen Erkenntnissen basiert. Sie geht davon aus, dass emotionale Belastungen mit bestimmten Augenpositionen verknüpft sind. Durch das gezielte Fixieren dieser sogenannten »Brainspots« können tief liegende emotionale und körperliche Spannungen verarbeitet werden.

Entwickelt wurde die Methode vom amerikanischen Therapeuten Dr. David Grand, der Brainspotting seit Anfang der 2000er Jahre erforscht und weiterentwickelt. Bei der Anwendung wird der:die Klient:in gebeten, sich auf ein belastendes Thema oder Trauma zu konzentrieren. Der Therapeut/die Therapeutin führt mithilfe eines sogenannten »Pointers«, einem schmalen Stab oder Zeigestab, langsame horizontale und vertikale Bewegungen im Gesichtsfeld des Klienten/der Klientin durch. Dabei achtet er:sie auf körperliche oder emotionale Reaktionen, die auf einen Brainspot hinweisen können – etwa Augenbewegungen, Muskelzucken, veränderte Atmung oder emotionale Regungen.

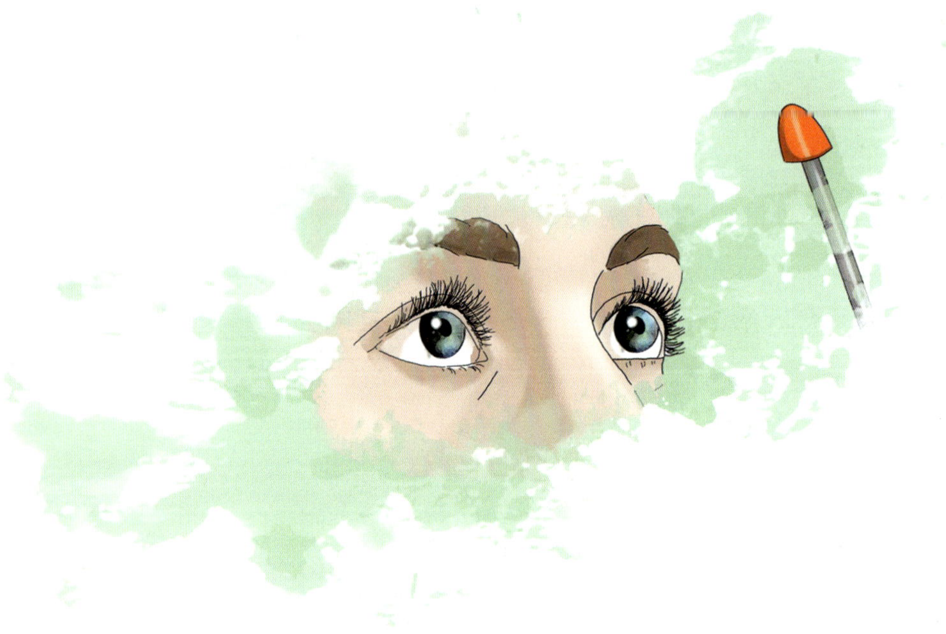

Wurde eine passende Augenposition – ein sogenannter Brainspot – gefunden, bleibt der Blick auf diesem Punkt. In dieser Phase kann das Nervensystem beginnen, gespeicherte Belastungen zu verarbeiten.

Mehr Informationen zum Thema finden sich hier: www.brainspotting.com

Es gibt noch weitaus mehr Methoden, die in der Traumatherapie zum Einsatz kommen. Wir haben die aus unserer Sicht am wirkungsvollsten für euch zusammengetragen.

Nach unseren Erfahrungen sind die heutigen Therapiemethoden so gut, dass es sich lohnt, allen Mut zusammenzunehmen und sich helfen zu lassen.

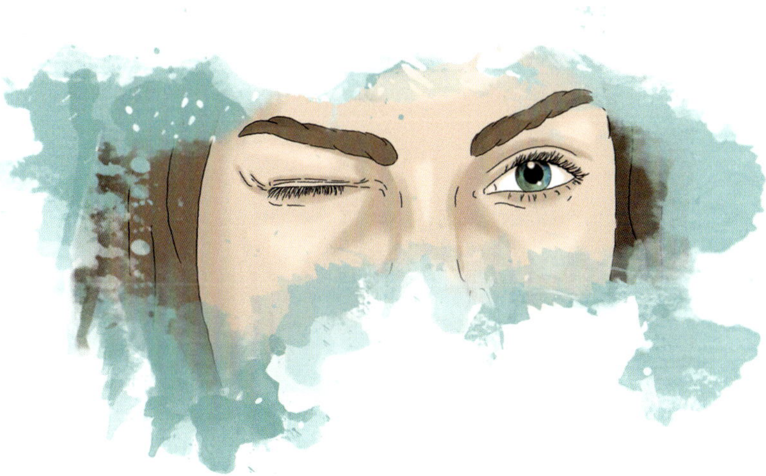

Trau dich! Es lohnt sich!

07 Wie finde ich Hilfe?

Nicht alle Psychotherapeutinnen und Psychotherapeuten sind auf Traumatherapie spezialisiert – eine entsprechende Zusatzqualifikation ist wichtig. Eine Übersicht qualifizierter Therapeutinnen und Therapeuten erhältst du von deiner Krankenkasse oder bei spezialisierten Beratungsstellen (siehe nächste Seiten).

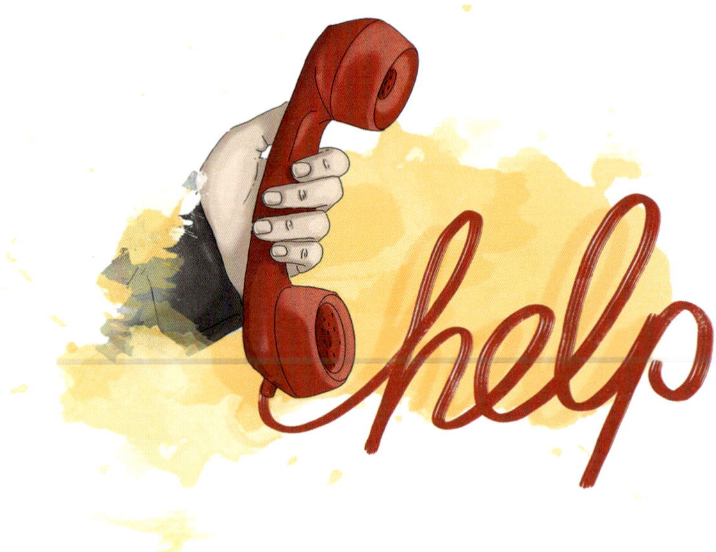

Gleich am Anfang solltest du klären, wie die Therapie abläuft und welche Kosten entstehen können. Besonders wichtig ist aber das persönliche Vertrauen zur Therapeutin oder zum Therapeuten. Nur in einer sicheren, wertschätzenden Atmosphäre kann die Therapie erfolgreich sein. Die Chemie sollte also stimmen! Falls du dich nicht wohlfühlst, ist es vollkommen in Ordnung, dir eine andere Person zu suchen.

Da wir bei der Veränderung von Traumafolgestörungen und der Integration von traumatischen Erlebnissen in unser Leben in der Regel auf Hilfe angewiesen sind, haben wir auf den folgenden zwei Seiten für Deutschland, Österreich und die Schweiz Listen mit wichtigen (Not-)Rufnummern für anonyme und kostenlose Beratung sowie Links, die hilfreich sein können, zusammengestellt:

Wichtige Kontakte und Hilfsnummern in Deutschland

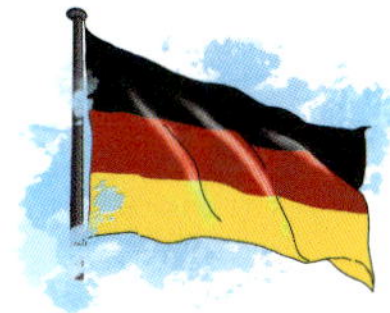

www.degpt.de

www.neurologen-und-psychiater-im-netz.org
Infos zu Arzt- und Kliniksuche, für Krise und Notfall, zur Selbsthilfe, für Angehörige

www.psychenet.de
Infos und Tests über psychische Erkrankungen sowie therapeutische Hilfsangebote

www.therapie.de
Infos über unterschiedliche psychotherapeutische Verfahren zur Behandlung von Trauma

www.telefonseelsorge.de
TelefonSeelsorge®, Tel. 116 123 (ohne Vorwahl, 24/7; über Tel, Chat, Mail erreichbar)

www.weisser-ring.de
Opfer-Telefon, Tel. 116 006 (ohne Vorwahl, 7–22 Uhr; über Tel, Onlineberatung, vor Ort erreichbar)

www.nummergegenkummer.de
Für Kinder, Jugendliche und Eltern: Nummer gegen Kummer, Tel. 116 111 (ohne Vorwahl, 24/7; über Tel, Chat, Mail erreichbar)

www.krisenchat.de
Für Kinder und Jugendliche: Krisenchat (nur Chat, 24/7)

Wichtige Kontakte und Hilfsnummern in Österreich

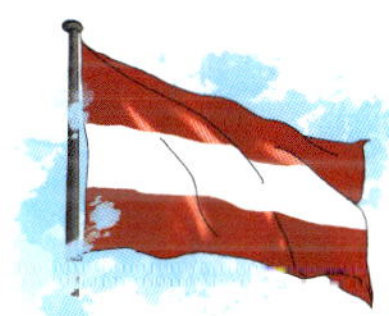

www.psychnet.at
Infos und Tests über psychische Erkrankungen sowie therapeutische Suche

www.telefonseelsorge.at
Telefonseelsorge, Tel. 142 (ohne Vorwahl, 24/7)

www.kriseninterventionszentrum.at
Kriseninterventionszentrum bei aktuellen Krisen und Suizidgedanken, Tel. 01/406 95 95 (Mo–Fr 8–17 Uhr)

www.rataufdraht.at
Für Kinder und Jugendliche: Rat auf Draht 147, Tel. 147 (ohne Vorwahl, 24/7)

www.boep.or.at
Berufsverband österreichischer Psychologen, Helpline: Tel. 01504 8000 (9–20 Uhr)

www.psychotherapie-wlp.at/wlp/psychotherapie-helpline
Psychotherapie Helpline, Tel. 0720/1200 12 (täglich 8–22 Uhr)

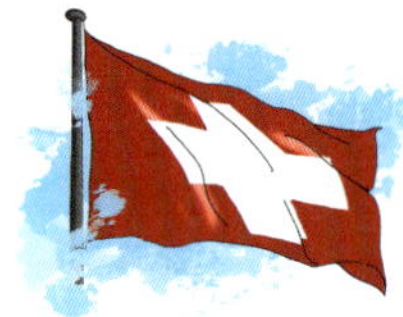

Wichtige Kontakte und Hilfsnummern in der Schweiz

www.psychologie.ch/de/psyfinder
Interaktives Formular und Karte zur Suche nach Psychologen/Psychologinnen
In 4 Sprachen: DE, EN, FR, IT

www.wie-gehts-dir.ch
Zentrale Adressen, Angebote und Telefonnummern für die ganze Schweiz, auch nach Zuständigkeitsgebieten/PLZ recherchierbar.

www.psyche-schweiz.ch
Liste verschiedener Hilfsangebote sowie Notfallstationen in psychiatrischen Kliniken zur sofortigen Versorgung in psychischen Notlagen.

www.stand-by-you.ch
Für Angehörige und Vertraute von Menschen mit psychischen Erkrankungen
0800 840 400

www.143.ch
Tel. 143 anrufen, Chatten oder E-Mail schreiben.
Direkt von der Internetseite (DE/FR/IT/EN: 0800 143 000)

www.147.ch
Für Kinder und Jugendliche: 147 pro Juventute, Tel. 147 (ohne Vorwahl, 24/7)

Literatur

Nottelmann, A. (2025). Potentialorientierte Traumatherapie mit PEP. Mit »Klopfen mit dem System« komplexe Prozesse leicht gestalten. Göttingen: Vandenhoeck & Ruprecht.

Pfeiffer, A. (2025). Emotionale Erinnerung – Klopfen als Schlüssel für Lösungen (3. Aufl.). Heidelberg: Carl-Auer.

Porges, S. W. (2023). Die Polyvagal-Theorie und die Suche nach Sicherheit: Traumabehandlung, soziales Engagement und Bindung (5. Aufl.). Lichtenau: G. P. Probst.

Reddemann, L. (2021). Psychodynamisch Imaginative Traumatherapie: Ein Mitgefühls- und Ressourcen-orientierter Ansatz in der Psychotraumatologie (11. Aufl.). Stuttgart: Klett-Cotta.

Watkins, J. G., Watkins, H. H. (2025). Ego-States – Theorie und Therapie (5. Aufl.). Heidelberg: Carl-Auer.

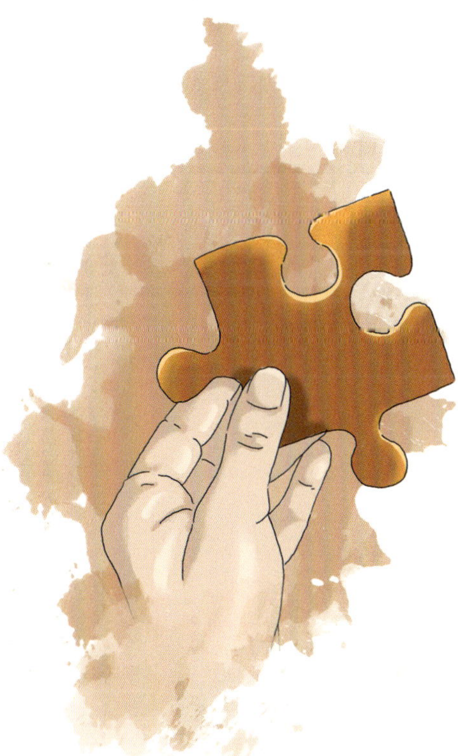

Die Autorinnen

Rebecca

Rebecca hat ihr Studium an einer Kunstschule für Kommunikationsdesign erfolgreich abgeschlossen und hat ihre kreative Vision als Grafikdesignerin in einer Werbeagentur mit eingebracht.

Doch Rebeccas Lebensweg ist nicht nur von beruflichem Erfolg geprägt.

Aufgrund frühkindlicher Traumata hat sie mehrjährige Therapieerfahrungen gesammelt, die ihr nicht nur geholfen haben, ihre eigenen Herausforderungen zu bewältigen, sondern auch ihre Perspektive auf das Leben und die Kunst tiefgreifend verändert haben.

In diesem Buch teilt Rebecca ihre persönliche Geschichte und gewährt Einblicke in ihre Reise der Heilung und Selbstentdeckung. Um ihre Privatsphäre zu wahren und nicht öffentlich in Erscheinung zu treten, hat sie sich entschieden, unter einem Pseudonym zu schreiben.

Rebecca ist ein Beispiel dafür, wie Kreativität und persönliche Erfahrungen miteinander verwoben sind und wie Kunst als Ausdrucksform auch zur Heilung beitragen kann.

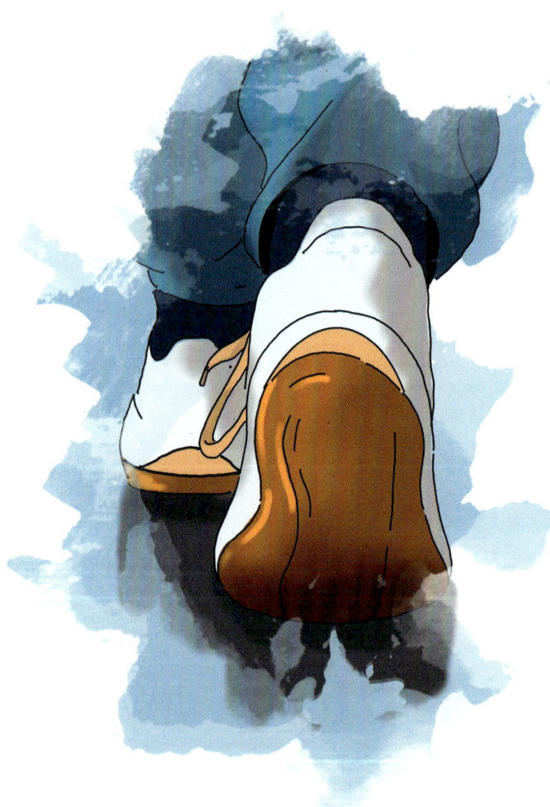

Monika

Monika ist geprüfte Systemische Coachin mit einem prozess- und lösungsorientierten sowie konstruktivistischem Ansatz sowie PEP®- und PEP®-Auftritts-Coachin, spezialisiert auf Lampenfieber, den Umgang mit Emotionen und Veränderungen. Außerdem ist sie geprüfte Business-Coachin und zertifizierte Business-Trainerin. Sie unterstützt Fach- und Führungskräfte sowie Privatpersonen dabei, ihre beruflichen Ziele zu erreichen, ihre emotionalen Kompetenzen zu stärken und ihre persönliche Entwicklung voranzutreiben.

Durch ihre vielseitige Erfahrung und ihr tiefes Verständnis für transformative Prozesse begleitet sie Menschen dabei, ihre inneren Ressourcen zu aktivieren und Herausforderungen mit Klarheit und Zuversicht zu meistern. In ihrer Arbeit als Coachin und Trainerin legt sie großen Wert auf eine vertrauensvolle und wertschätzende Zusammenarbeit mit ihren Klient:innen.

Sie bringt wertvolle Erkenntnisse aus ihrer Zeit als Polizeibeamtin in ihre heutige Tätigkeit ein und kombiniert strukturiertes Denken mit einer einfühlsamen Herangehensweise.

Neben ihrer Tätigkeit als Coachin und Trainerin ist sie leidenschaftliche Tänzerin. Für sie ist der Tanz nicht nur eine Kunstform, sondern auch ein Weg, Körperbewusstsein und Selbstvertrauen zu fördern.

Dieses »Mutmachbuch« ist für Monika eine Herzensangelegenheit, weil sie im Rahmen ihrer Tätigkeiten bei der Polizei viele Erlebnisse mit traumatisierten Personen, Kollegen und Situationen hatte. Sie weiß, wie schwer es fallen kann, sich auf den Weg zu machen und sieht dieses Buch als Türöffner

www.monikaarndt.de

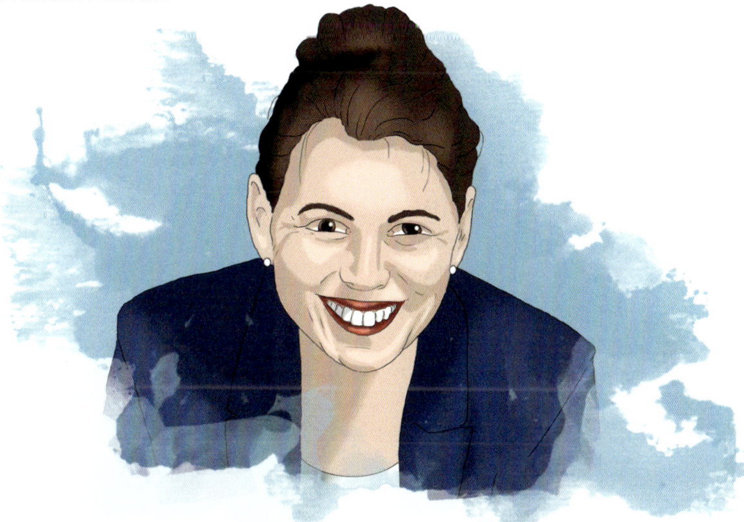

Nachwort

Mit diesem Buch möchten wir Menschen Mut machen, sich auf ihren eigenen Weg der Heilung zu begeben.

Gleichzeitig ist es uns ein Anliegen, all jenen, die sich mit dem Thema Traumatherapie beschäftigen – sei es aus persönlichem Interesse oder auf dem Weg zu einer therapeutischen Begleitung – wertvolle Impulse und Einblicke in moderne traumatherapeutische Ansätze zu vermitteln.

Unser tiefster Dank gilt all den Menschen, die uns beim Schreiben dieses Buches unterstützt haben.

Allen voran Dr. Sabine Ebersberger: Deine bereichernden Gespräche, kreativen Ideen und inspirierenden Impulse haben unser gemeinsames Projekt maßgeblich geprägt.

Dr. Michael Bohne: Dir danken wir für deine wertvollen Hinweise zu hilfreichen Kontakten, deine positive Energie und den wertschätzenden Klappentext.

Und nicht zuletzt danken wir all jenen, die wir während der Entstehung dieses Buches mit Fragen gelöchert, vielleicht ein wenig strapaziert oder zeitweise vernachlässigt haben – ihr wart trotzdem da. 😊

Monika Arndt und Rebecca

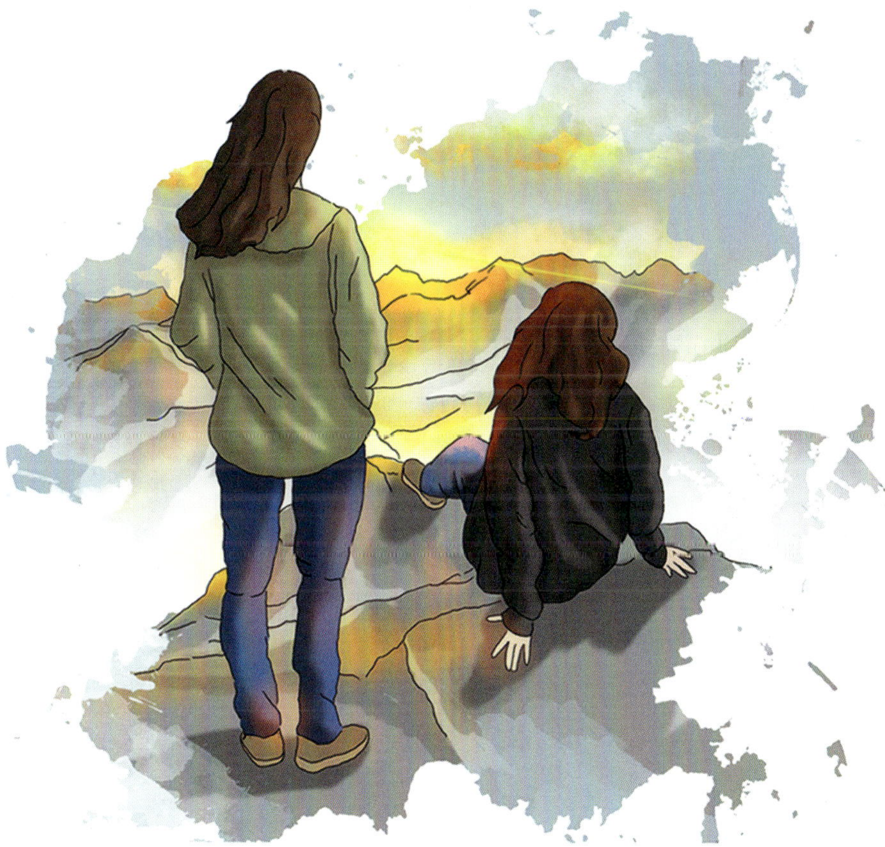

Bibliografische Information der Deutschen Nationalbibliothek:
Die Deutsche Nationalbibliothek verzeichnet diese Publikation in der Deutschen Nationalbibliografie; detaillierte bibliografische Daten sind im Internet über https://dnb.de abrufbar.

Koninklijke Brill BV umfasst die Imprints Brill, Brill Nijhoff, Brill Schöningh, Brill Fink, Brill mentis, Brill Wageningen Academic, Vandenhoeck & Ruprecht, Böhlau und V&R unipress

Umschlagabbildung und Illustrationen: Rebecca

Satz: SchwabScantechnik, Göttingen
Druck und Bindung: Beltz Grafische Betriebe, Bad Langensalza
Printed in the EU

Vandenhoeck & Ruprecht Verlage | www.vandenhoeck-ruprecht-verlage.com
E-Mail: info@v-r.de

ISBN 978-3-525-46302-4